JN125283

セルフチェックで自分の治したいポイントがわかる！

あなたに効く
15秒ストレッチ

マイナビ

はじめに

はじめまして。S-BODY JAPAN院長の水野安祥です。この本を手にとってくださったみなさん、ありがとうございます！私は京都を拠点に、機械や器具ではなく「手」のみを使って骨格調整の施術を行っています。骨格バランスを整えることで姿勢を良くし、関節の動きはもちろん、人間が本来もつ自然治癒力まで高めていくことを目的とした施術で、そのメソッドには日本のみならずオーストラリアやアメリカ、韓国の大学で学んだ医学的知識・技術を組み合わせています。

さて、「ストレッチ」と聞くと、あなたは何を期待しますか。肩こりや腰痛が治るかも？カラダの動きが軽くなるかも？——おそらくどちらの期待にも応えられますが、この本の一番のねらいは、「あなたが自分のカラダを知り、自分で整える方法を身につける」ことです。

病気になって病院へ行く人は多いけれど、肩こりや腰痛、ひざの痛みに不眠、倦怠感といった、病院に行くほどではないちょっとした不調、いわゆる「未病《みびょう》」に苦しんでいる人は、さらに多いのではないでしょうか。この本ではそんな未病の原因を理解し、不調のシグナルに気づき、すみやかにメンテナンスできる方法をお伝えしたいと考えています。

施術や講演活動をするかたわら、こんな疑問を長年感じていました。「なぜこんなにも治療院が多いのに、カラダの不調に悩んでいる人が減らないのだろう？」「メディアで紹介されているストレッチ法は、それぞれの人に本当に合っているのか？」

健康志向の高い人ほど、生活にトレーニングやエクササイズを取り入れています。しかし、カラダの骨格バランスがくずれた状態で、それらを過度にすると、逆効果となることが少なくありません。ところが「健康のためにはまず筋肉を鍛えよ」とか、「肩こりにはこの運動」といった、それぞれのカラダの状態とは無関係に紹介されるあまたの健康情報。そうした世間の「常識」は、人によってはいわば「ウソ」になってしまうこともあるのではないか……。

私の院には小学生から94歳まで幅広い年齢の、またプロのアスリートや舞台女優・俳優、タレント、医師などさまざまな職種の方が通われ、ときには海外に招かれて患者さんを診ることもあります。のべ10万人以上の臨床経験を経て私は、人間のカラダが劣化・老化し、「未病」を招く大きな原因が、骨格バランスの悪化にあると確信するようになりました。逆に言えば、健康のベースはカラダの骨格バランスにあるのだと。そうして行き着いたのが、未病や不調とサヨナラできる理想的なカラダ「S《エス》-BODY《ボディ》」でした。背骨がS字のように美しくカーブしたカラダ、つまり人間がもっとも機能的にしなやかに動ける状態です。

背骨に生理的弯曲（カーブ）があることはご存知の方も多いと思います。ですが、そのカーブがどんな状態にあるのが理想的で、そうしたカラダの構造がなぜ大切なのかを知る人は、残念ながら多くありません。そこで本書を通じて、S-BODYの重要性と、それを取り戻す方法をお伝えすることが私の使命だと感じています。

患者さんが来られると、私の院では施術に先立ち、分析に多くの時間を費やします。これは、その人が理想のS-BODYと比べ、どれくらい問題を抱えているかを知らなければ効果的な治療にならないからです。首は左右どちらかに傾いていないか、肩は水平か、腰がねじれていないか、さらに各関節の可動域などを細かく見ていきます。そうして発見した問題ポイントに応じて、最小限の力を加え、骨と関節の位置を修正する施術を行っていきます。

現状を正しく把握し、痛みや不調の原因を分析したうえでの施術は、プロの手法です。しかし、プロでなくとも同じように、みなさんが自分で不調を改善する方法はないだろうか？と私は考えました。そこで編み出したメソッドが、この本で紹介するセルフチェック＆ストレッチです。セルフチェックをすると、あなたのカラダで骨格バランスがくずれている部位とその程度がわかります。さらに、それに対応するストレッチを組み合わせていくと、いわばあなただけの「オーダーメイド」のストレッチが完成します。そもそも人間は左右非対称の動物であり、

１００％バランスのとれた人などいませんが、理想のバランスに近づけば体調が良くなり、さらにボディラインや肌の調子も整い、あなたが本来もつ「真の美しさ」が蘇ってきます。トレーニングをしている人なら、その効果もより感じられるはずです。

健康の土台となるS-BODY。それを取り戻していくために、この本では、第１章で人間のカラダの構造について最低限身につけたい知識を、第２章ではあなたのカラダの悪いところを自分で見つける方法、そして第３章でその悪いところに効果的にアプローチするストレッチを紹介。第４章ではさらに、日々のパフォーマンスを向上するストレッチを取り上げます。

S-BODYを取り戻すためのストレッチは、ほんの15秒でＯＫです。

自分のウィークポイントに確実にアプローチする方法を毎日の生活に取り入れれば、これからの人生はきっと変わります。

この本が、あなたの豊かな人生を支える一助になることを、心から願っています！

S-BODY JAPAN 院長　水野安祥

Contents

目次

第4章 パフォーマンス向上ストレッチ

Column

セルフメンテナンスのための豆知識

Message

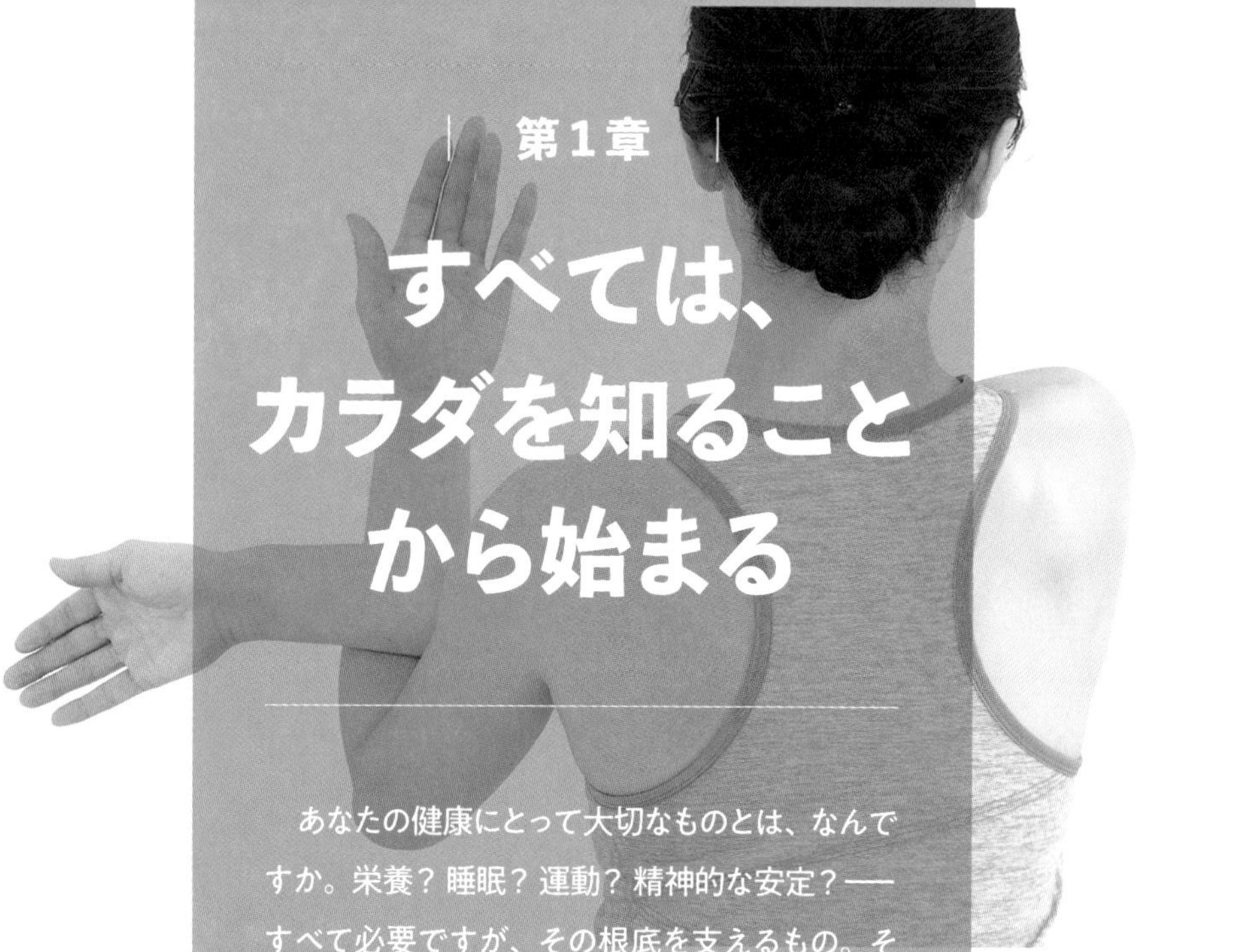

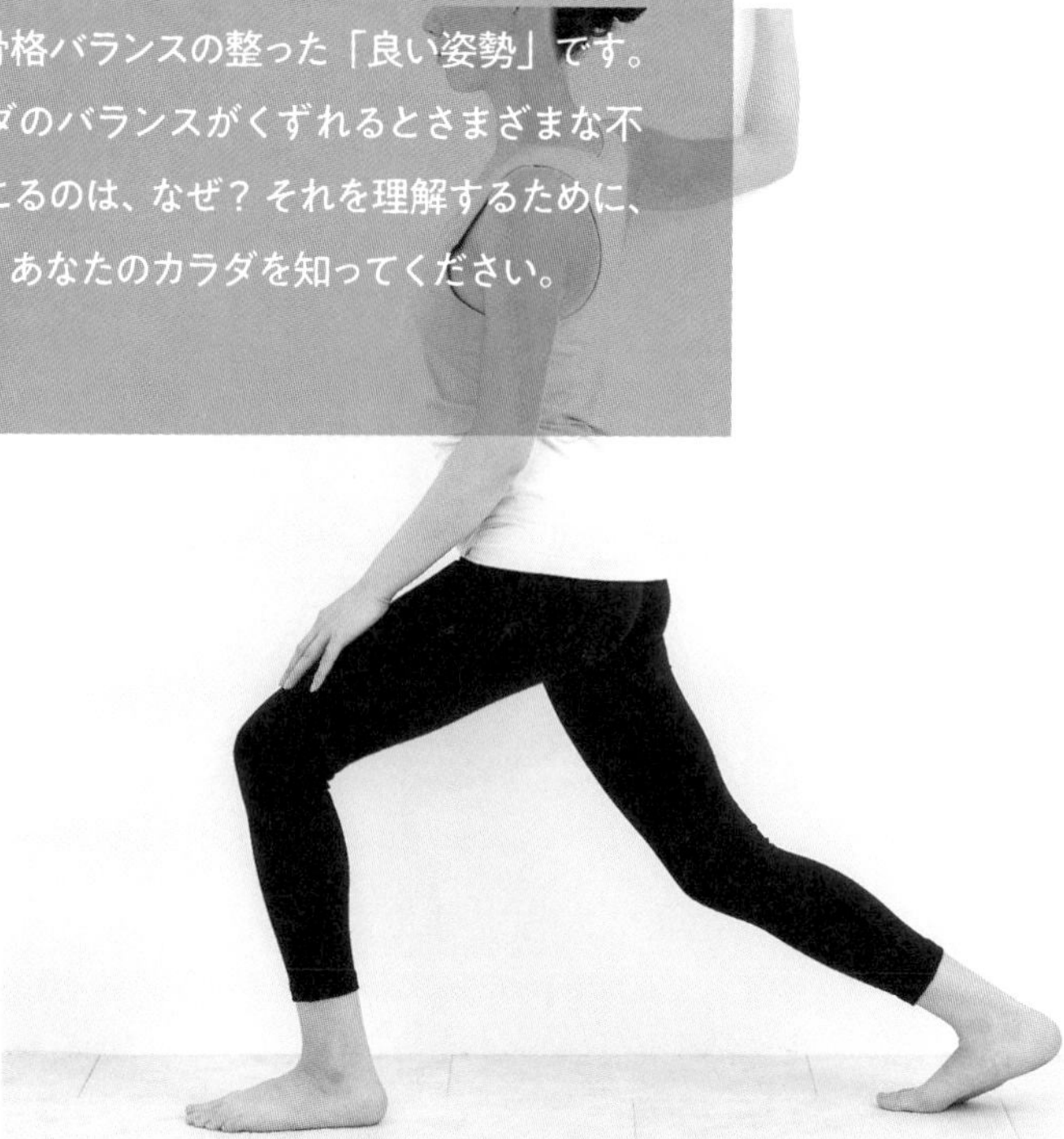

第１章

すべては、カラダを知ることから始まる

あなたの健康にとって大切なものとは、なんですか。栄養？ 睡眠？ 運動？ 精神的な安定？――すべて必要ですが、その根底を支えるもの。それは、骨格バランスの整った「良い姿勢」です。

カラダのバランスがくずれるとさまざまな不調が起こるのは、なぜ？ それを理解するために、まずは、あなたのカラダを知ってください。

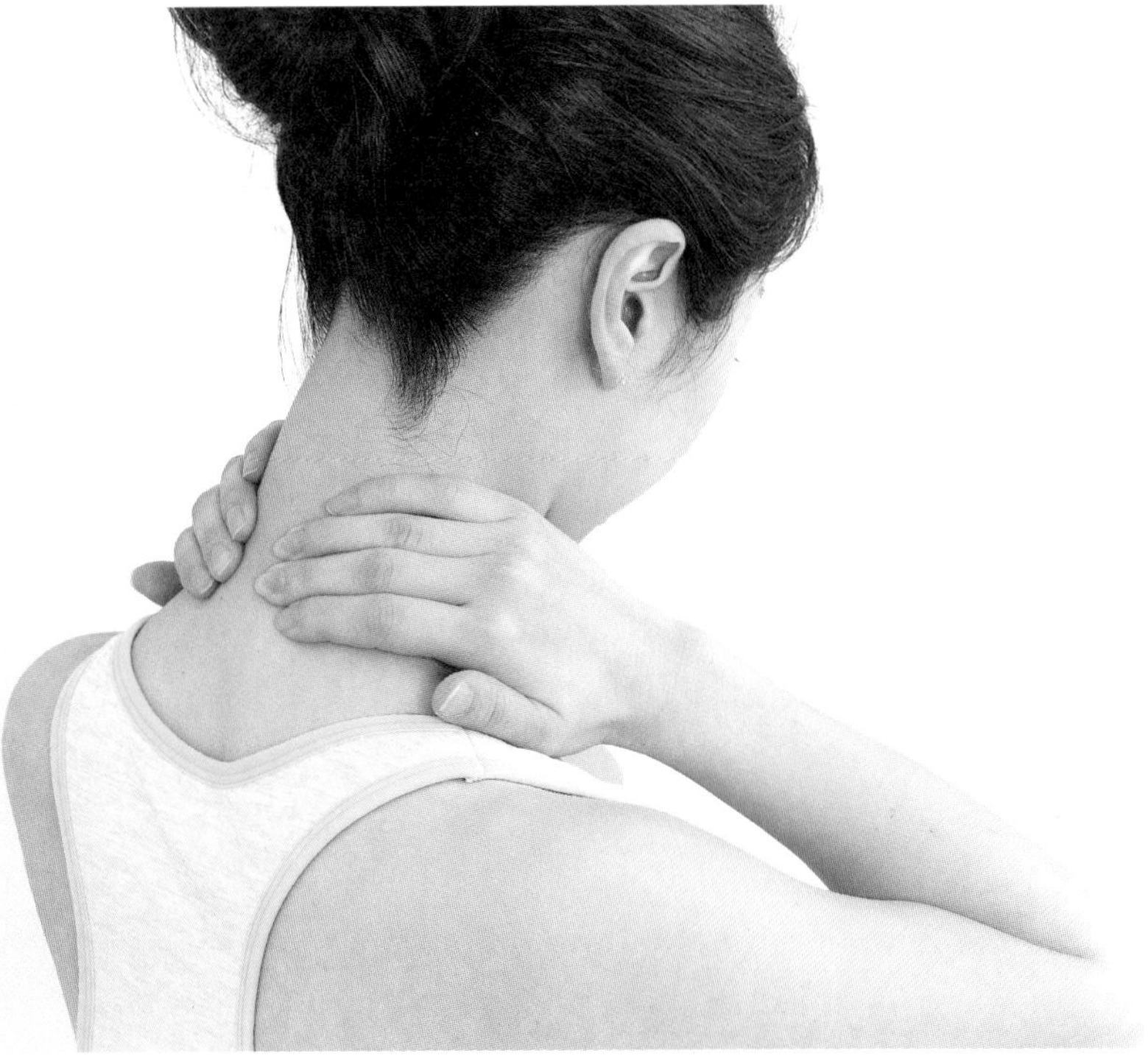

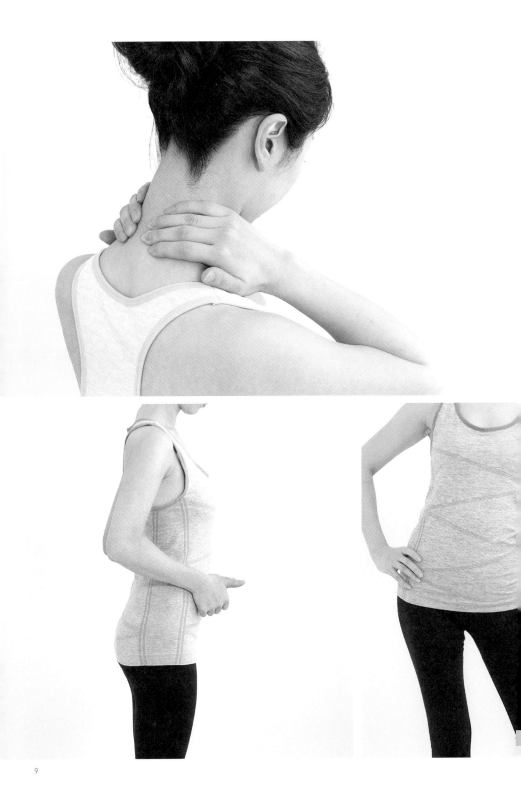

人間は「超バランスの悪い」動物

私は施術のかたわら、「姿勢学セミナー」をしばしば開いています。それはみなさんに、健康となにより密接な関係にある「姿勢」について知っていただきたいから。

姿勢が大事だということを、なんとなく知っている人は多いでしょう。だから「私って姿勢悪いんだよね。直さなきゃ！」と「良い姿勢」を試みる。ところが、いざ「良い姿勢」をしてみたら10分ともたない。そんな経験はありませんか。一方、「私は猫背でもないし、どちらかというと姿勢は良いほうだと思う」という人もいるかもしれません。それなのに、なんだか最近すごく疲れやすい、と感じている人は、実は「良い姿勢」を取れていない可能性が考えられます。

ところで、そもそも「良い姿勢」「正しい姿勢」って、どんなものでしょう?

それを考えるためには、まず人間が進化の結果、獲得したカラダの構造を知る必要があります。

太古の昔、人間は四足歩行から二足歩行へと進化していきました。

哺乳動物の多くは、四足ですよね。重い胴体を安定して支え、速く動くのにも都合の良い、とても理にかなった歩行スタイルです。しかし、手先を器用に動かし、道具を使うようになった人間は、脳が非常に発達し、二足歩行になりました。チンパンジーの脳が４００ｇほどなのに対し、人間の脳は

1300~1400gもあると言われています。そして、その脳を頭蓋骨で包んだ人間の頭はとても重くなった。頭は体重の10%程度の重さですから、成人ならおよそ4~6kgはあることになります。4~6kgというとだいたいボーリングの球くらいの重さです。

重い頭を含め全身の体重を支えるため地面に着く足は、実に小さな面積ですよね。四足動物と比べると、超バランスが悪いんです。なのに、どうして人間は重力に抵抗して立っていられるのでしょうか?

その秘密は、背骨のカーブにあります。まずは重い頭を支える首の骨のカーブ。そして、頭と同じく重い内臓を支えるために、腰の骨にも前に向かってゆるやかなカーブがついています。そうして、首から背中、腰にかけてつながる長い背骨は、Sの字のようにカーブを描く構造ができたのです。

背骨がなめらかにカーブし、骨と骨をつなぐ関節がしなやかに動く、いわば〝遊び〟のある構造となっていることで、重さを吸収し、衝撃を逃し、クッション性のあるカラダが生まれました。この絶妙なバランスがあるから、人間のカラダは機能的に動くことができるのです。

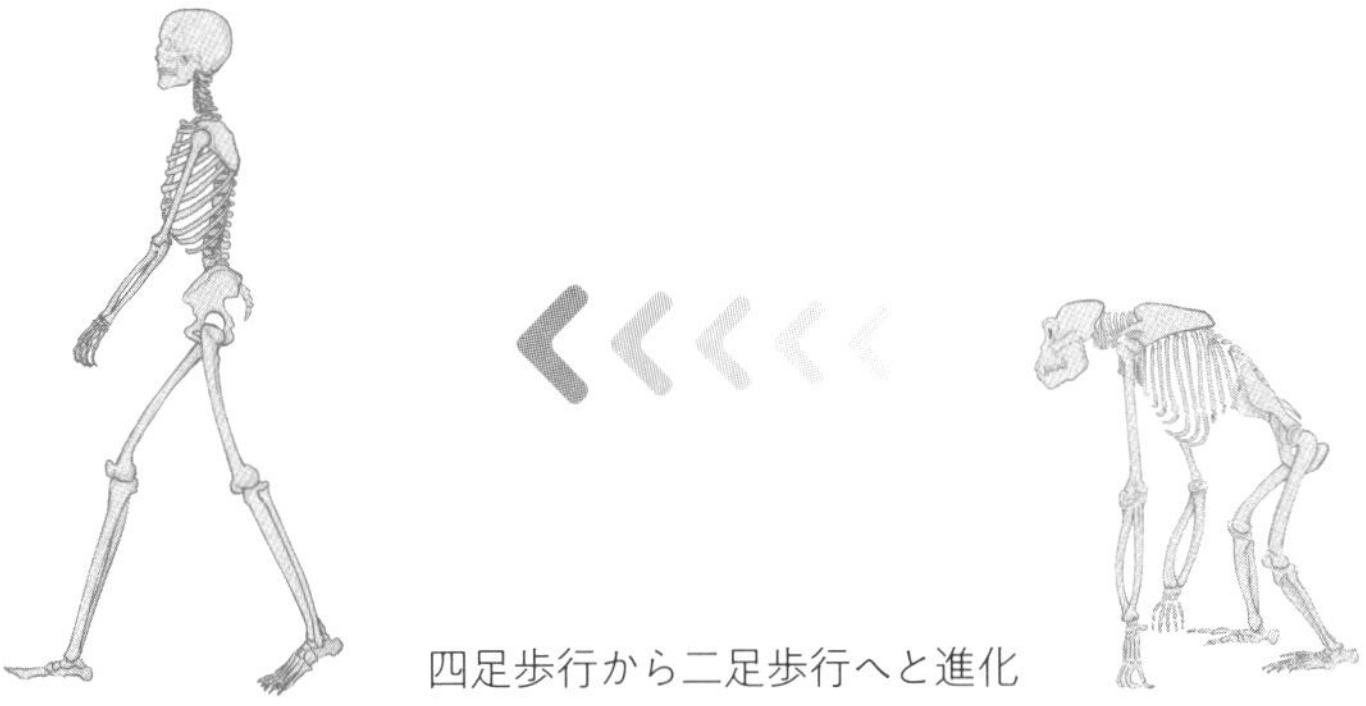

四足歩行から二足歩行へと進化

人間の理想的なカラダ、S-BODYとは？

背骨が理想的なS字カーブを描き、絶妙な骨格バランスを保つカラダを、私は「S-BODY」と呼んでいます。

S-BODYを横から見ると、耳の穴、肩峰《けんぽう》（肩の端で肩甲骨の張り出したところ）、大転子《だいてんし》（脚の付け根にある骨の出っ張り）、くるぶしが一直線上に位置します。これが理想の「良い姿勢」です。あなたの姿勢が、S-BODYと比べてどうなっているかを詳しくチェックする方法は、のちほど第2章で紹介します。まずは大枠だけ、頭に置いてください。

ところで背骨と聞くと、「背中にある骨」というイメージの人もいるかもしれませんね。実は背中だけでなく、首からお尻まで、非常にたくさんの骨がつながった、ひと続きの骨組織を指しています。

背骨とは、上から頸椎《けいつい》（首の骨）が7個、次に胸椎《きょうつい》（胸の裏の骨）が12個、そして腰椎《ようつい》（腰の骨）が5個の計24個に加え、お尻近くの仙《せん》

椎間孔と神経

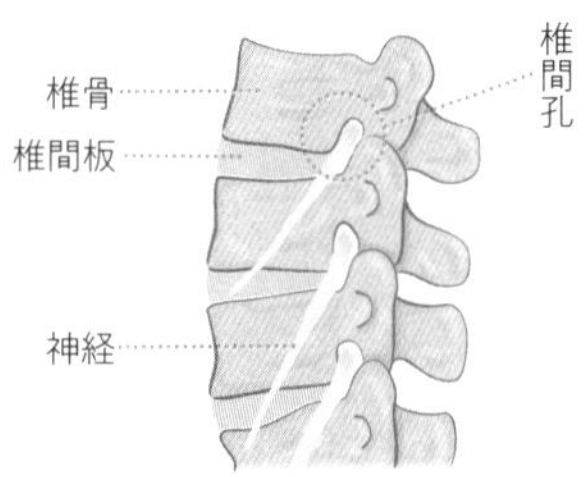

骨盤と大転子

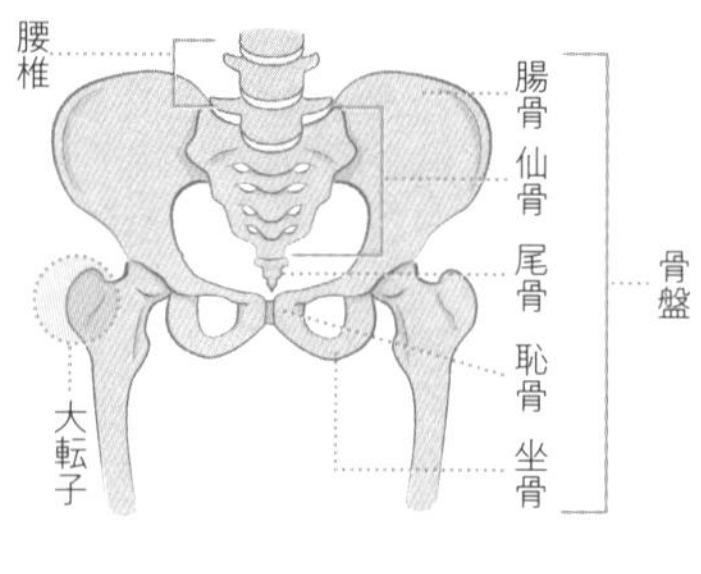

骨《こつ》、尾骨《びこつ》までが連なったものなのです。

骨と骨の間は、柔らかくクッションのような役目を果たす椎間板《ついかんばん》がつないでいます。さらにそのすき間の穴、椎間孔《ついかんこう》からは各種神経が出ています。背骨の中には神経の束「脊髄《せきずい》」が通っているからです。人間の生体機能を司る大切な神経がここから出て全身をめぐります。さらに、背骨に沿って多くの血管も通っています。

まさにカラダの大黒柱と言える背骨ですが、この〝柱〟の部品、つまり一つ一つの骨の位置や関節がずれていくと、どうなるでしょう？ 神経や血管が圧迫され、神経伝達も血行も悪くなってしまいますよね。血行が悪くなると、血管を通って全身に運ばれる栄養の吸収も悪くなります。ですから、理想的な骨格バランスを保つS-BODYがとても大切なのです。

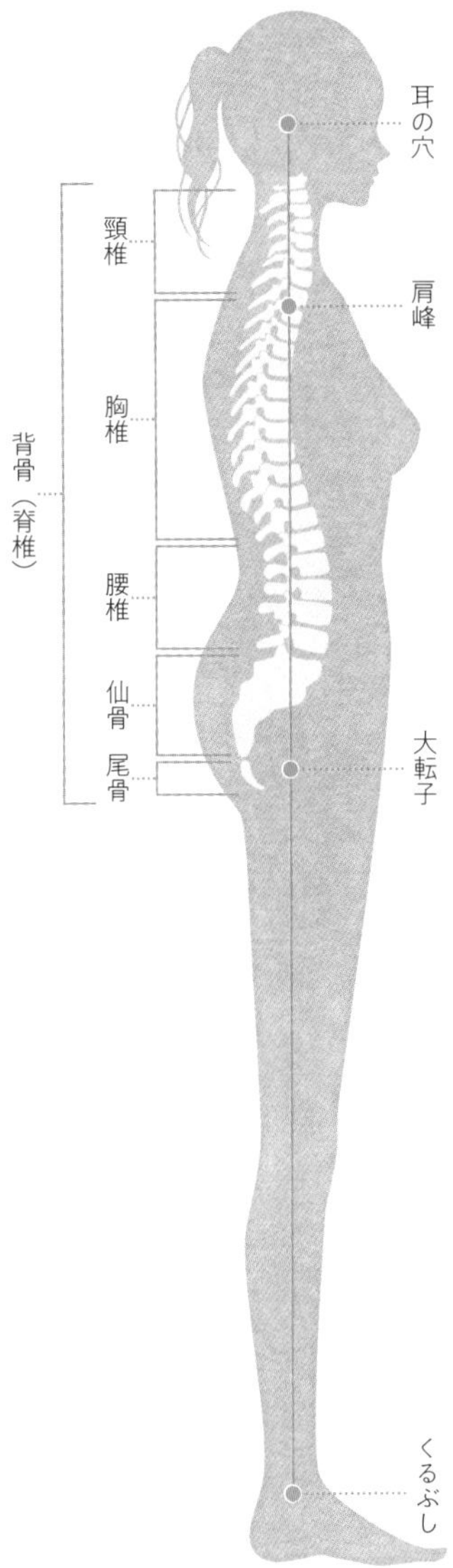

理想的な骨格バランスのカラダ
「S-BODY」

S-BODYがくずれたとき、S-BODYを取り戻したとき

ところが、このS-BODYがくずれてしまっている人が、現代では非常に多くなっています。

例えば、スマートフォンにパソコン、ゲームと毎日長時間うつむく姿勢が多い人は、どうしても首が前に出がち。すると、ゆるやかなカーブを描くはずの頸椎がまっすぐになって斜め前へ。いわゆるストレートネックを引き起こしてしまいます。

重い頭が前に出ると、人のカラダは無意識にバランスを取ろうと、まず背中が丸くなり、骨盤は後ろに倒れ、その反動でお腹が前に出ます。すると美しいS字カーブはもちろん、理想的な重力バランスもくずれ、肩や背中、腰、ひざなどに過剰な負担がかかることになります。骨と骨のつなぎ目である関節の動きも悪くなり、本来もっていたカラダの機能性はぐっと下がって、老化しやすくなってしまうのです。

「自律神経の乱れがカラダの不調を招く」と、よく言われますよね。自律神経とは、内臓や血管、皮膚の汗腺などに作用して人間の生命活動をコントロールする神経。この自律神経の乱れも、S-BODYを失っていることと関連が深いのです。

自律神経は、交感神経と副交感神経の二つからなり、交感神経は、〝臨戦態勢のとき〟によく働き、副交感神経は〝リラックスするとき〟によく働くと言われます。

交感神経は、脊髄の胸から腰にかけた部分から始まり、各器官へと伸びています。一方、副交感神経は、大脳と脊髄をつなぐ脳幹、および脊髄の下部にある仙髄《せんずい》から始まり、脳神経や脊髄神経に混じって走っています。つまり、背骨は自律神経のまさに出入り口であり、通り道。それが本来のカーブを失うと、自律神経の伝達にも大きな影響が出てしまう。めまぐるしい勢いで進むスピード社会にあって、ストレスにさらされ続けている現代人は、ただでさえ交感神経優位の状態になりがちです。そこに背骨のゆがみが加わり、胃腸障害をはじめ、さまざまな不調を引き起こしているのです。

首・肩こりや腰痛、頭痛に冷え性、不眠、あるいは寝ても疲れがとれないといった不調を抱えた「未《み》病《びょう》」の人が、数え切れないほどいます。悪化すると、パニック障害、うつ病といった精神疾患を引き起こすこともあります。こうしたトラブルも、S-BODYのくずれが招いている可能性は、非常に高いのです。

しかし、人間のカラダには本来、自分で自分の

S-BODYがくずれると…

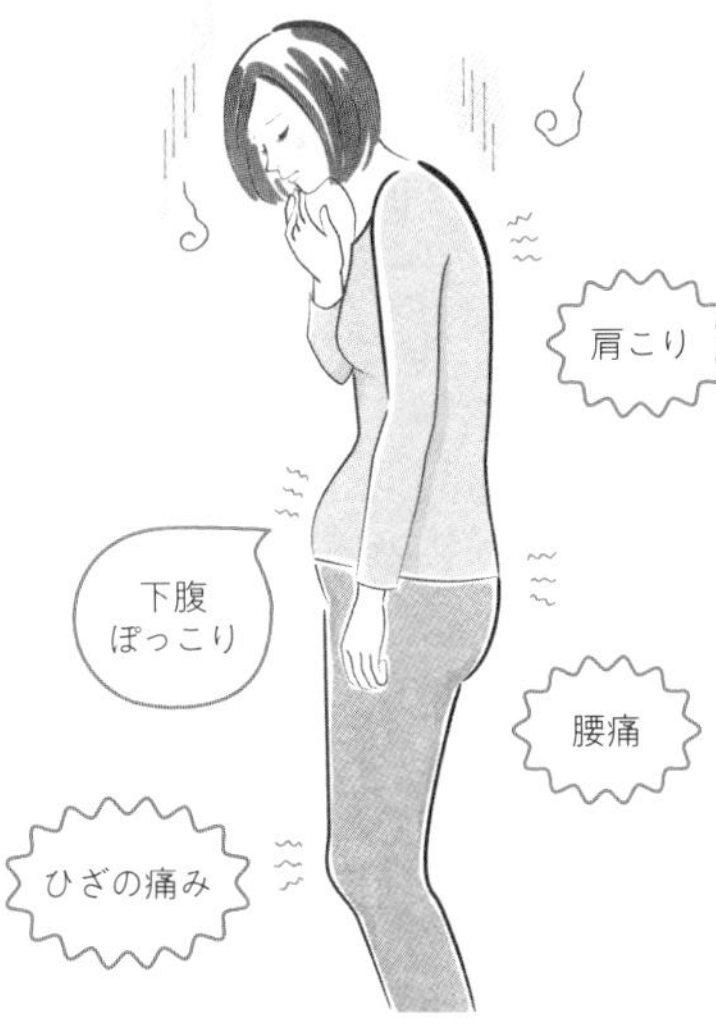

カラダを正常に戻す機能（ホメオスタシス）が備わっています。それを発揮するには、あるべきポジションに骨を戻し、関節がしなやかに動けるS-BODYを取り戻すことです。

S-BODYに近づくと、日々の生活がいきいきしてくるのはもちろん、疲れにくくなり、その人のカラダがもつ本来の美しさが表れてきます。例えばある女性タレントの患者さんは、S-BODYを取り戻した結果、「まわりから、きれいになったって言われる！」と嬉しそうに話してくれます。これは、彼女の頸椎が本来のカーブを取り戻して、頭や肩のポジションが良くなり、その結果、首から胸にかけてのデコルテラインがすっきりしたこと、また腰椎のカーブや骨盤が本来の位置に戻ったおかげで内臓の働きやホルモンバランスが整い、新陳代謝が良くなったことが大いに関係しているでしょう。

さらに、S-BODYを取り戻して関節の可動域が広がると、筋肉もよく働くようになります。

関節の中には「滑液《かつえき》」という潤滑油のような役目を果たす液体がありますが、関節を動かさない状態が続くと、この液が行き渡らず、ますます関節が動きにくくなります。この「油切れ」を起こし関節が固まった状態で運動や筋肉トレーニングをしても、筋肉が思うようにつかなかったり、ずれてついたりといった残念な結果になることも少なくありません。

私のもとには、多くのアスリートも治療に通われています。アスリートなら理想的なS-BODYに違いないと思われるかもしれませんね。しかし、カラダを見せてもらい、細かく分析していくと、理想からは程遠い状態の方が少なくありません。本来の力が発揮できず、無理やりカラダを使っている状態です。これではパフォーマンスが向上せず、ケガにもつながりかねません。そういう方には、「まず運動の負荷を下げ、理想的な骨格バランスを取り戻そう」とお話しします。

一般の方も同じで、関節が機能的に働けば筋肉もよく働いて基礎代謝が上がります。すると、軽やかに効率的に動ける。その状態をつくってから、トレーニングすることを強くおすすめします。

S-BODYを取り戻せば…

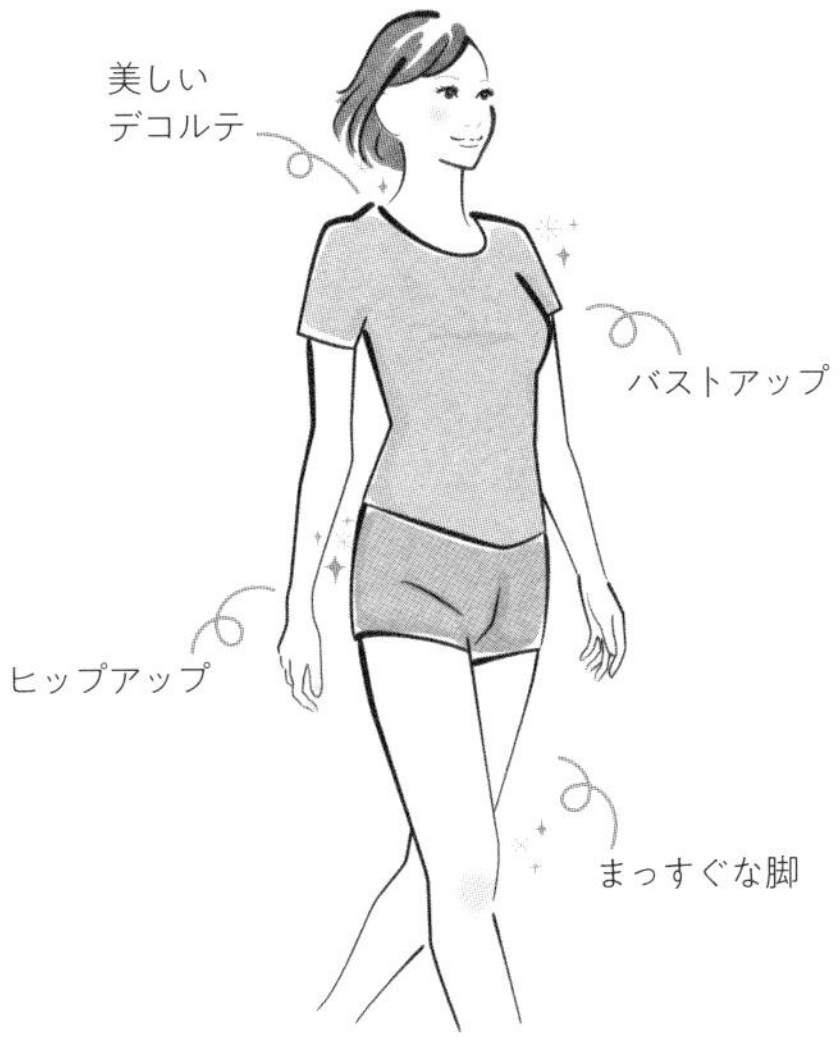

さあ、S-BODYを取り戻していきましょう。

S-BODYは、あなたの健康を根本から支えるもの。栄養や睡眠、運動、精神の安定も、健康にとってとても大切な要素ですが、健康を1本の木に例えるならば、S-BODYはその中心となる大きな幹だと、私は考えています。

次の章では、まずカラダの現状を、あなた自身でチェックできる方法をお伝えしていきます。

あなたが自分のカラダを知り、分析すること。

すべては、そこから始まります。

Q

仕事のタイプで、カラダが悪くなるところが決まるって本当？

A

一定の傾向はあります。
ただ、どんな仕事にも共通して言える
カラダを悪くする原因は、
長時間同じ体勢で同じことをし続けることです

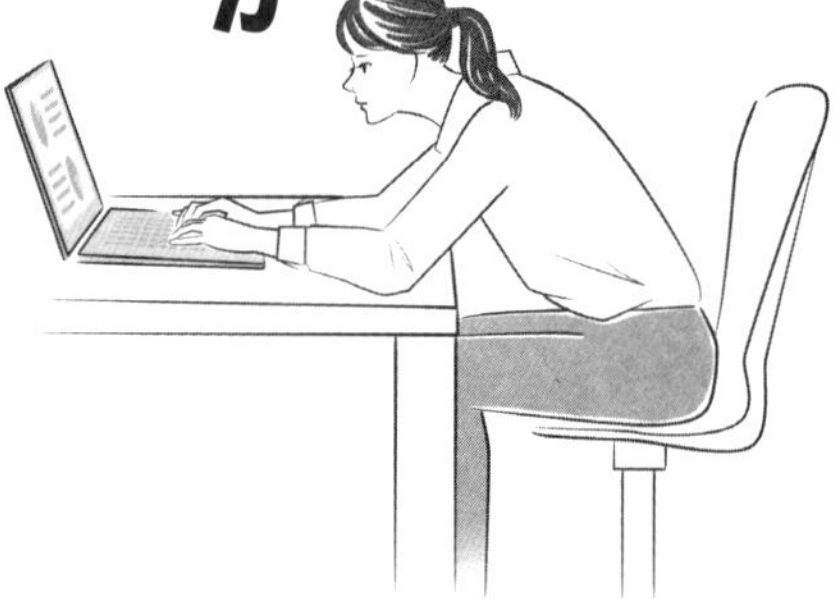

例えば、デスクワークなど座り仕事の人。一日何時間も座り続けて、太ももの付け根とひざは曲がったまま。腰から太もも前面にかけてつく筋肉や太ももの裏側の筋肉が縮まり、股関節から骨盤、腰椎にかけた関節が一定のポジションで固定されてしまいます。すると、血液やリンパ・神経の通りは悪くなり、腰痛や坐骨神経痛などを引き起こす要因に。また机に向かいずっと猫背だと、首、肩、背中の筋肉が引っ張られて緊張し、ひどくなると腕の痛みやしびれを招くことも。

接客業などの立ち仕事はある程度、運動量はありそうですが、ハイヒールなどかかとの高い靴で長時間立っている人は要注意。かかとが高いと重心が前にずれるので、無意識にバランスを取ろうと腰をぐっと前に反《そ》らす、いわゆる「反り腰」になる人が多いのです。逆に腰が丸まって、お尻が下がってひざが曲がり、お腹が前に出る姿勢になる人も。いずれも骨盤がずれるため、腰に大きな負担がかかり、腰痛はもちろん、ひざの痛みに発展する人もいます。

また、カラダの特定の部分を酷使する仕事もありますね。例えば、いつも利き手にハサミを持っている美容師。ある美容室グループで働く約１５０人のカラダのデータをとると、目についたのが左右の不均衡でした。首や肩、骨盤が左右どちらかに傾いている。さらに中腰かつ前かがみでの作業が多いためか、ねじれが生じている人も多く見られました。

痛みの原因は「重い物を持った」など瞬間的動作にあると思いがちですが、それはきっかけに過ぎません。むしろ、日々繰り返される姿勢・動作こそが根本の原因。アンバランスな体勢が固定されると関節は動きづらくなり、その結果さまざまな部位に違和感が。当然疲れも取れにくくなる。つまり、仕事の体勢は大きなリスクなのです。しかし現実問題として、仕事の姿勢を変えるのは、なかなか難しいもの。だからこそ、まずは自分のカラダの日頃の使い方を知ること。そして、ついてしまったクセへの対処法を身につけることが、大切なのです。

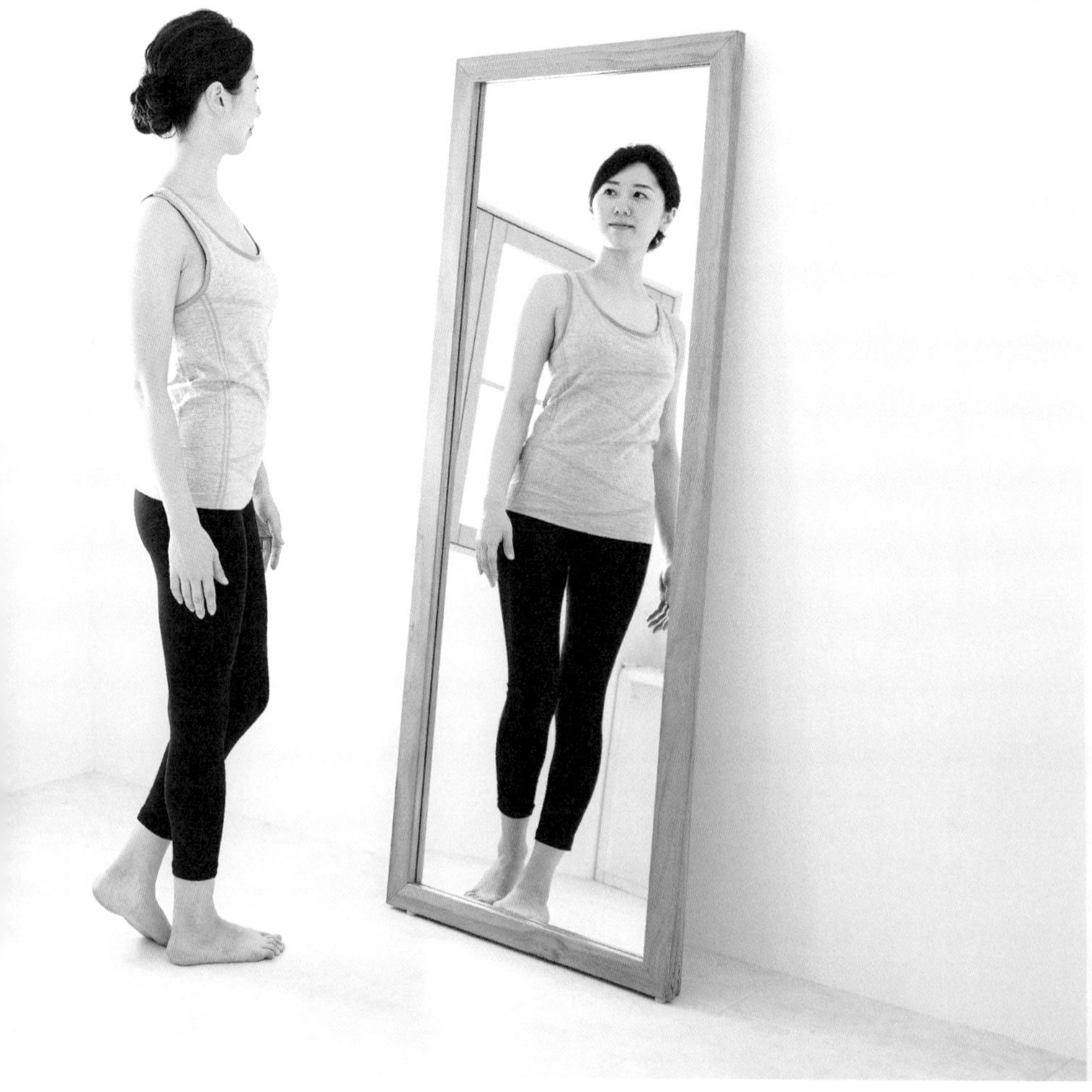

第2章

“悪いところ”を自分で発見

―S-BODYセルフチェック―

肩や首のこり、腰痛、背中の張り、頭痛などが起こる大きな要因は、骨格バランスのくずれ。肩が水平になっていなかったり、上体がねじれていたり、骨盤が傾いていたり……。

この章では、そうした不調の原因となっている骨格バランスの問題点を、あなた自身が自分でチェックできる方法を紹介します。

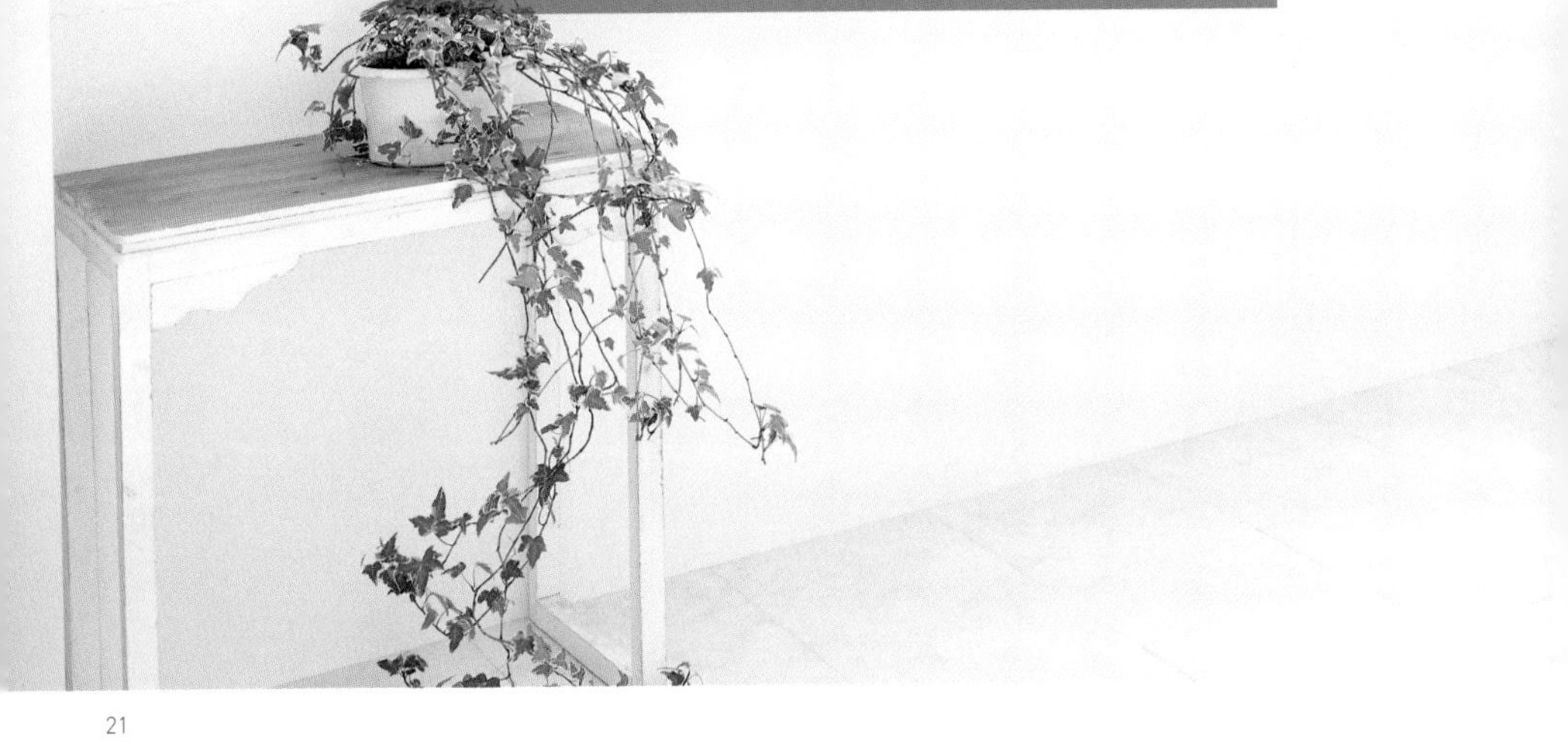

あなたのカラダとコンタクト！
S-BODYセルフチェック

あなたが理想のS-BODYを取り戻すには、まずは自分のカラダを「見る」ことが欠かせません。そしてカラダとコンタクト（交信）し、骨格バランスの問題点を確認。チェックの方法は、実はそれほど難しいものではありません。セルフチェックするのは、次の三つの項目です。

A 前後のバランス　B 左右のバランス　C ねじれ

これらについて、この章では、それぞれ首・肩・腰（骨盤）の状態を見ていきます。

背骨が美しいS字カーブを描くためには、首・肩・腰（骨盤）が、それぞれあるべき位置にあることが基本となります。ところが、日々の何気ない姿勢によってこのバランスがおかしくなり、さまざまな不調が引き起こされます。

例えば、スマートフォンを長時間見る人は、首が前に出る傾向にあります。腕を前にする状態が続くデスクワークが多いと、肩が前に出て、内側に入り込む「巻き肩」が起こります。いつもパソコンのマウスを右手で操作し、左にあるディスプレイを見ているという人なら、上体が左方向にねじれたり……。

こうしたアンバランスによって筋肉の状態は不均等になり、関節が固まり、可動域が狭まっていきます。それがこりや張り、さらなる関節の動きづらさを招きます。日々の何気ない姿勢によって起こされた問題が、次の問題を引き起こし、複雑に絡み合っていきます。

日々の姿勢は、当然ながら一人一人違います。そして、症状もさまざま。それはとっている姿勢が異なるので、不均衡を起こしている関節や筋肉の状態、神経伝達の状態が異なるからです。

ですから、まずはあなたのカラダのバランスが今どのようになっているのかを見ていきましょう。

そのために用意する道具は、一つだけ。全身が映る鏡です（全身が無理でも、洗面所にあるような、できるだけカラダが大きく映る鏡でOK）。鏡に映して自分のカラダの状態を知れば知るほど、この本のストレッチは有効性を増します。

鏡の前に立ち、A前後のバランス、B左右のバランス、Cねじれ　のそれぞれ首・肩・腰（骨盤）、計9項目のチェックを、手順に従ってしてみましょう。各チェックページには、そこで発見した問題点を解決するためのストレッチの掲載ページも示しています。

まずはカラダとコミュニケーションを取り、自分のクセをしっかり捉えること。そのうえで問題ポイントへ効果的にアプローチするストレッチへと進んでください。

Check A

「前後のバランス」をチェックする

S-BODYを目指すために、まずは前後のバランスを見ていきます。チェックするのは、本来あるべき位置から、どれだけ前にずれているか、後ろにずれているかです。

13ページの図のように、人間のカラダは、真横から見たとき、耳の穴、肩峰（肩の端で肩甲骨の張り出したところ）、大転子（脚の付け根の出っ張った骨）、くるぶしが一直線に並ぶ状態が理想です。

首が前に出ると背中は丸まり、いわゆる「猫背」になります。見た目が不恰好なだけでなく、少なくとも重さ4～6kgはある頭が、前に出ることでさらに重たく感じられます。首が前に15度傾くごとに負荷は2倍、3倍と増えると言われ、60度傾けば約27kgにも！ また、手というものはほぼ常にカラダの前で動かすので、肩は前に出がち。もともと腕という重りがぶら下がっているのに、腕が前に行くことで、肩の負荷はさらに増していきます。首や肩が前に出ると、それだけではすみません。多くの人はバランスを取ろうと骨盤が後ろに傾き、その結果お腹が前に出て、お尻は下がっていきます。

このように前後のバランスが1か所くずれると、別の部位にも影響し、問題は複雑に絡み合っていきます。ここではあなたの「前後バランス」に問題があるか、ある場合は一番程度がひどい部位はどこなのかをチェックしていきましょう。

首

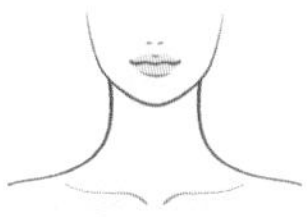

×前後のバランスが悪いと

首を前後に曲げると、どちらかが曲げにくく感じます。首が本来より前に傾けばうつむきにくく、首・肩こりを招きます。

○前後のバランスが良くなると

よく眠れ、頭痛などが出にくくなります。首が本来のポジションに戻ると、首が長く見え、デコルテはきれいに、小顔に見える効果も。

◀26ページでチェック!

肩

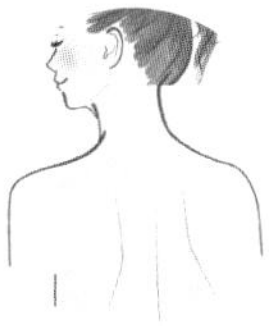

×前後のバランスが悪いと

猫背になり、呼吸が浅く。肩こりがひどく、ときに手がしびれたり、四十肩、五十肩などを引き起こすことも。バストも下がり気味に。

○前後のバランスが良くなると

肩こりが軽くなり、横隔膜が動きやすくなるので呼吸が楽に。鎖骨のラインがきれいに見えてデコルテが美しく、バストもアップ。

◀28ページでチェック!

腰（骨盤）

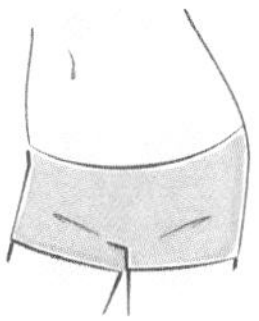

×前後のバランスが悪いと

腰痛や太ももの張りが出やすく、立っていると無意識にひざが曲がることも。骨盤が後傾するとお腹が出て、ヒップは下がりがちに。

○前後のバランスが良くなると

腰痛になりにくく、ウエストが締まりヒップも上がるのでパンツがきれいに履けます。トレーニングで下半身の筋肉をつけやすくも。

◀30ページでチェック!

「首」が前に出ていませんか？

✓自覚症状チェック

- □ 顔を真上や真下に向けるとき、首が動きづらい
- □ 以前より首が短くなった
- □ 首の上部（頭の付け根）にこりがある
- □ あごのたるみが気になってきた
- □ 頭痛がよく出る
- □ 目が疲れやすい
- □ 歩いたり、走ったりするとすぐ息が切れる
- □ 眠りが浅い。長時間寝ても疲れがとれない
- □ スマートフォンを毎日長時間見る
- □ デスクワークを日に5時間以上する

！ ひとつでもチェックがついたら要注意。左ページのセルフチェックへ！

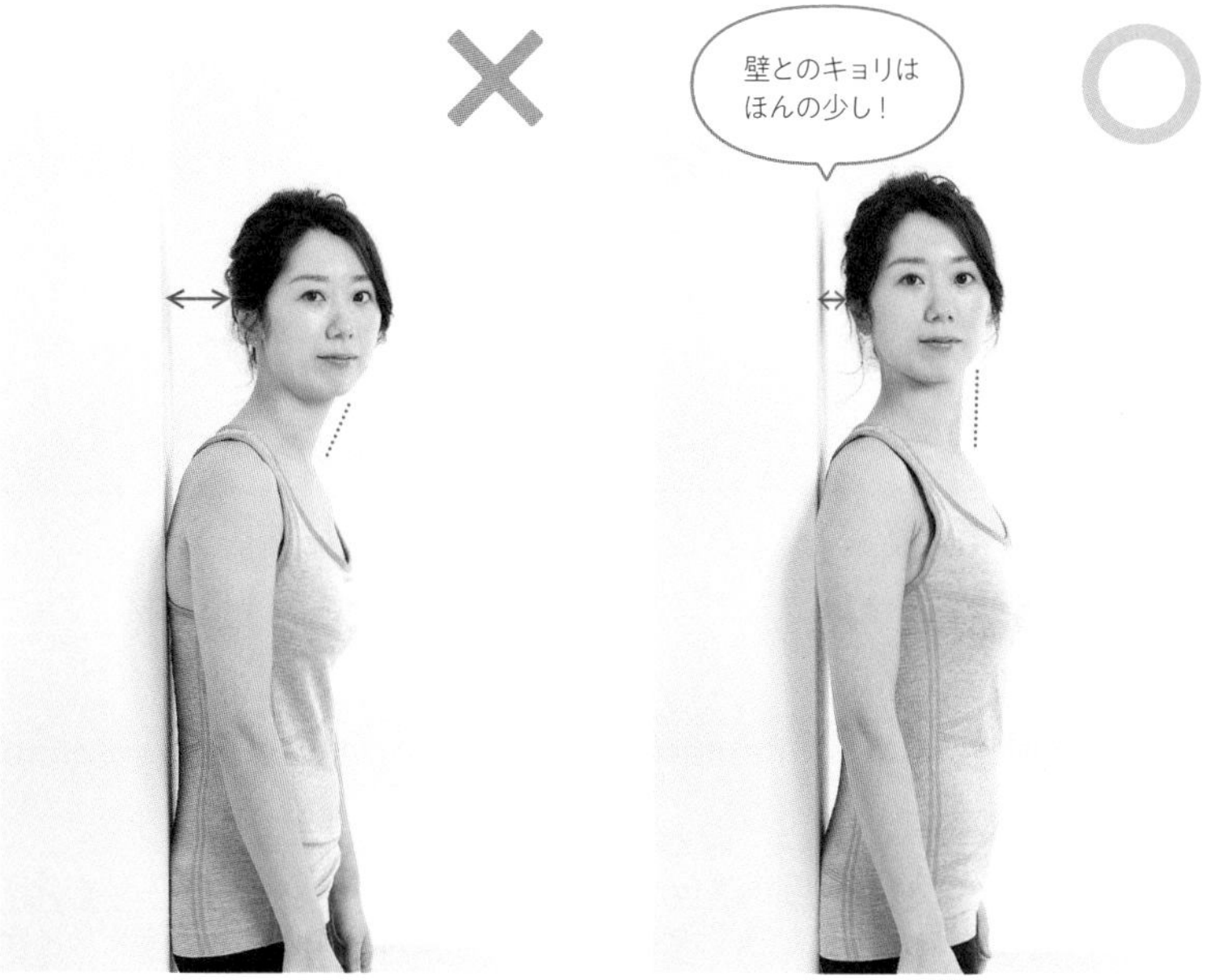

〈　鏡でセルフチェック　〉

1 鏡に対して横向きに立つ。できれば壁を背後にして

2 壁に背中とかかとをつけて立ち、息を吐いてリラックス

3 首を鏡の方向へゆっくり回し、頭の位置と首の角度を確認

4 頭が壁からほんの少し（2〜3cm）離れている程度で、
首のラインが背中と平行ならOK。
壁から頭が大きく離れていて、首のラインが斜め前に
出ていれば問題あり。首が前に傾いている状態

※壁がない場合は、背中と首のラインを見比べましょう

◀ 前後のバランスが悪い人は、p.58 首のストレッチへ

「肩」が前に出ていませんか？

✓自覚症状チェック

- □ 猫背が気になる／猫背を指摘されたことがある
- □ 呼吸がしにくい、走るとすぐ息が切れる
- □ 腕を真上に上げたとき耳につかない
- □ 肩こりがひどい
- □ 四十肩、五十肩になったことがある
- □ 鎖骨が見えにくい
- □ 肩甲骨まわりに違和感がある
- □ 手がしびれる
- □ 肩を動かすと、ゴリゴリと音がする
- □ 以前に比べて胸の位置が下がった

! ひとつでもチェックがついたら要注意。左ページのセルフチェックへ！

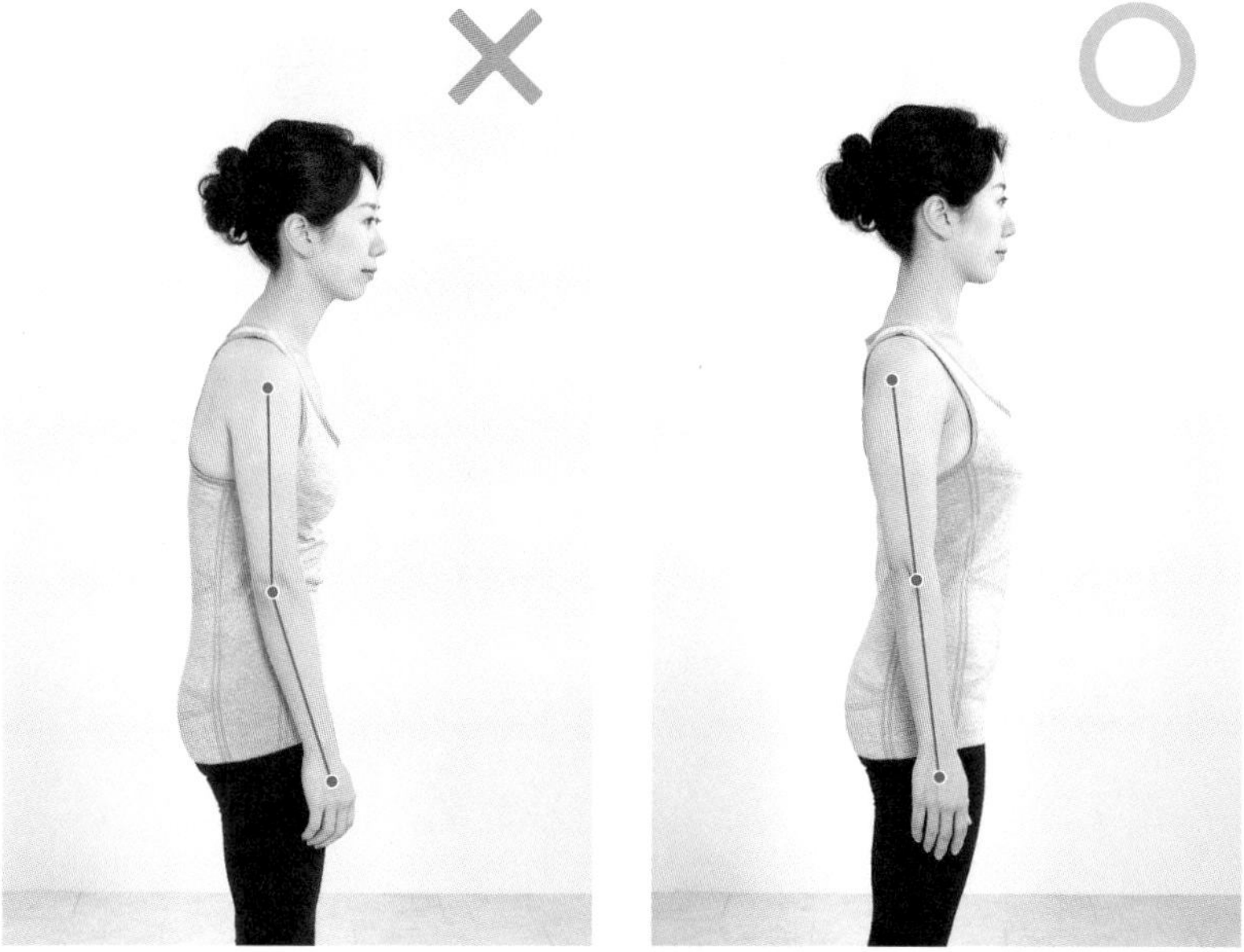

〈 鏡でセルフチェック 〉

1 鏡に対して横向きに立つ

2 首を鏡の方向へゆっくり回し、腕の位置を確認

3 肩・ひじ・手がほぼ一直線で、手が太ももの真横にあればOK。手が太ももの前にあったり、腕が前方へカーブしていたら問題あり。巻き肩・猫背の状態

◀ 前後のバランスが悪い人は、p.62 肩のストレッチへ

「骨盤(腰)」がズレていませんか？

✓自覚症状チェック

- □ 最近、お尻が下がったと思う
- □ お腹に脂肪がつきやすい
- □ 座るときは背もたれに寄りかかる
- □ トレーニングをしているのに筋肉がつかない
- □ パンツスタイルのとき、ヒップ下にしわが入る
- □ しゃがむと後ろに倒れそうになる
- □ 立っているとき気づくとひざが曲がっている
- □ 太ももが常に張っている
- □ 同じ姿勢で立っていられない
- □ 腰痛を繰り返している

! ひとつでもチェックがついたら要注意。左ページのセルフチェックへ！

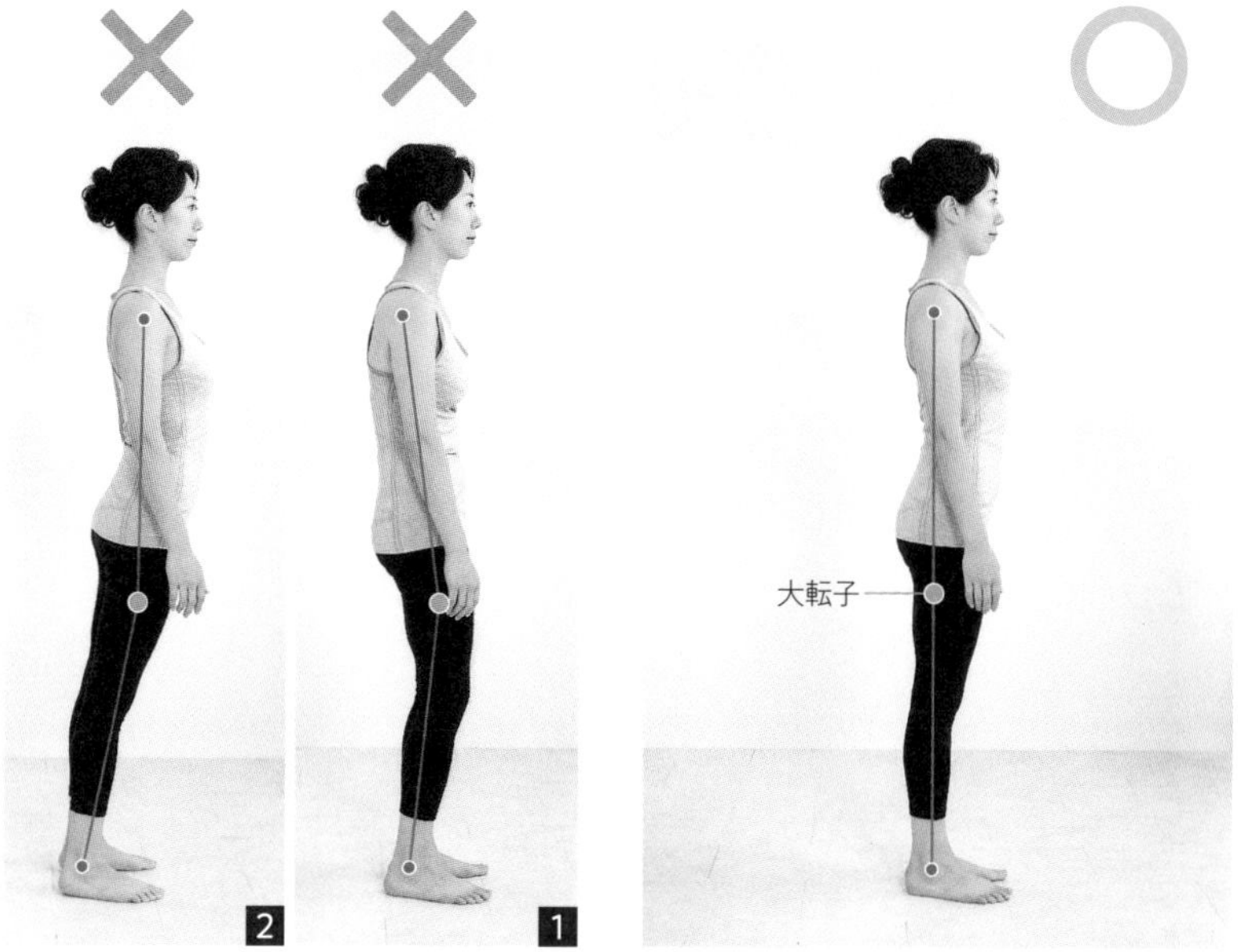

〈 鏡でセルフチェック 〉

1 鏡に対して横向きに、力を抜いて自然に立つ

2 首を鏡の方向へゆっくり回し、脚の付け根の外側の出っ張り＝大転子（上写真参照）の位置をチェック

3 肩、大転子、くるぶしが一直線上になっていればOK。
大転子がくるぶしより前に出ている場合は問題あり。骨盤が後ろに傾いている状態。お尻が下がり、ひざが曲がったり（1）、腰をぐっと反らしすぎる「反り腰」（2）になったりします

◀ 前後のバランスが悪い人は、p.66・70 腰のストレッチへ

Check B

「左右のバランス」をチェックする

次にチェックするのは、正面から見たときの左右のバランスです。本来あるべき状態は、左右の肩を結ぶラインが床と平行、かつ、鼻とおへそを結ぶラインが床と垂直であること。二つのラインが交差する「十字架」がまっすぐに立つ状態が理想です。あなたのカラダがその形を保てているかどうかを、首・肩・腰の位置から見ていきます。

左右バランスがくずれると、おのずと重心はどちらかへ傾きます。そのままでは重たい頭を支えきれず横倒しになるところですが、人間はなんとか持ちこたえようと、無意識にカラダを逆に傾けたり、反らせたりしてバランスを保ちます。例えば首が片方に傾けば、その反動で肩や腰のバランスも連鎖的にくずれていくのです。

左右のバランスをくずす要因は、日常のいたるところに潜んでいます。いつも決まった手でバッグを持つ、座ったときに足を組む、頬づえをつく、横向きに寝る……。心当たりのある人は左右のバランスに問題がある可能性大。どの部位がどの程度不安定なのか、鏡の前で確かめてみましょう。

首

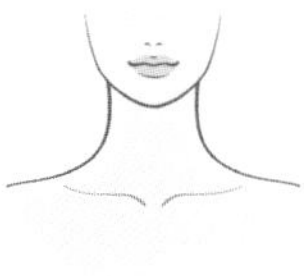

✕ 左右のバランスが悪いと

首まわりの筋肉が張り、首・肩こりの慢性化につながります。頭痛や手のしびれが出やすくなるほか、フェイスラインのくずれの原因にも。

○ 左右のバランスが良くなると

首の可動域が広がり、首・肩こりや頭痛が起きにくくなります。首が長く見え、顔まわりもすっきり。左右対称の美しいフェイスラインに。

34ページでチェック！

肩

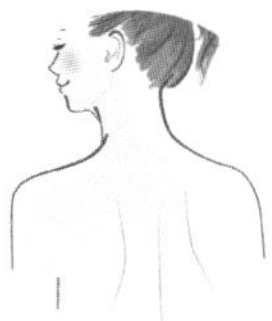

✕ 左右のバランスが悪いと

片方の肩こりがひどくなり、腕を上げにくい側が出ます。バランスのくずれが骨盤に影響し、ひざの痛みなどを引き起こすおそれも。

○ 左右のバランスが良くなると

肩こりが軽くなり、肩関節の柔軟性が増して手の上げ下げも楽に。カラダの重心が安定し、立ち姿や歩き方が美しく見えます。

36ページでチェック！

腰（骨盤）

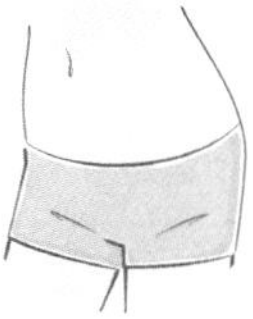

✕ 左右のバランスが悪いと

腰の張りや腰痛が起きやすくなります。下半身の運動機能が低下し、股関節やひざの痛み、冷え・むくみなどが生じることも。

○ 左右のバランスが良くなると

腰痛になりにくく、下半身の循環機能もアップ。筋肉の働きや血のめぐりが良くなり、トレーニングの成果が出やすくなります。

38ページでチェック！

「首」が傾いていませんか？

✓自覚症状チェック

- □ 目、耳、口角の左右どちらかが下がっている
- □ 顔の片方のたるみやゆがみが気になる
- □ 歯の噛み合わせが悪い
- □ 頭を左右に倒すと、曲げにくいほうがある
- □ 首の両サイドの長さが左右で違う
- □ 片方の手にしびれや痛みを感じる
- □ 横向きに寝るクセがあり、左右の向きも決まっている
- □ 頬づえをつくことが多い
- □ 肩のラインが左右で違う
- □ 口を開けたとき、きれいな楕円にならない

! ひとつでもチェックがついたら要注意。左ページのセルフチェックへ！

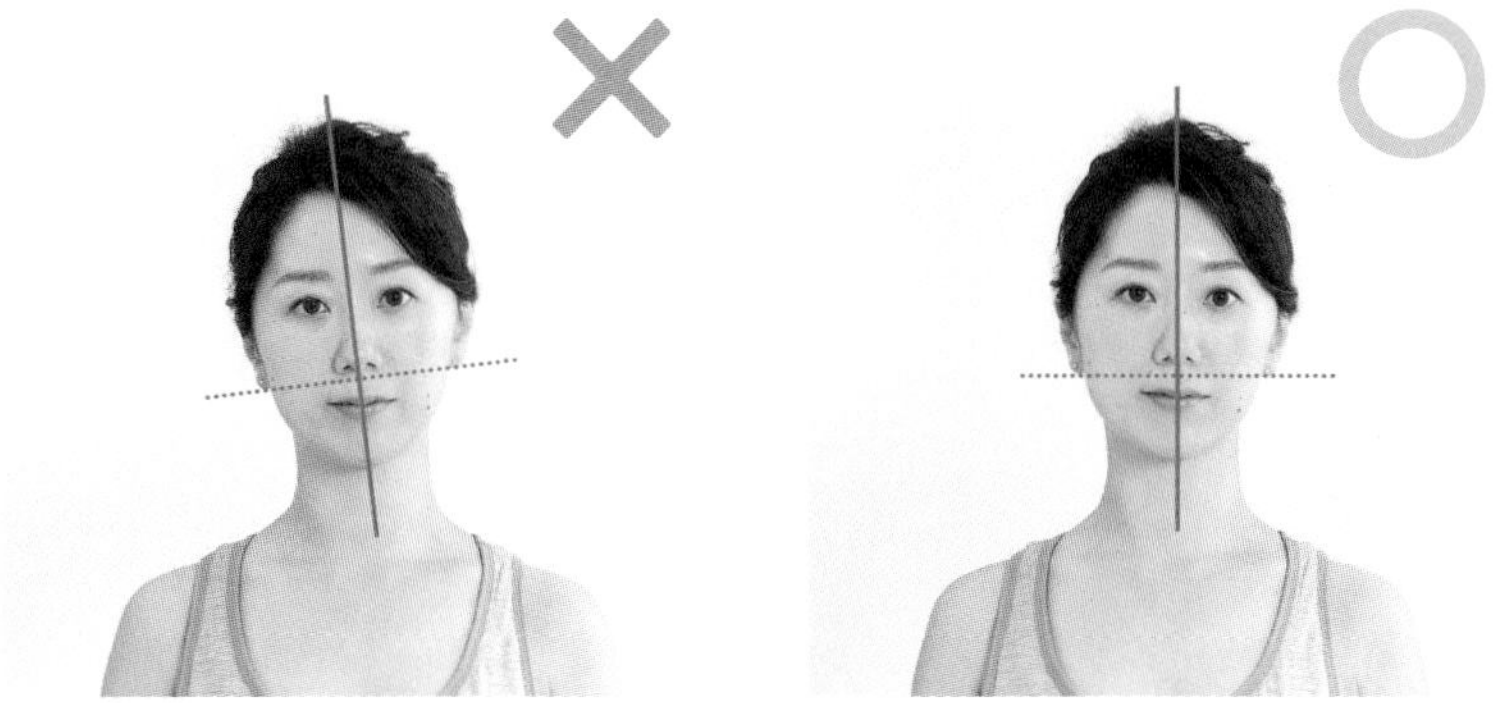

〈 鏡でセルフチェック 〉

1 両耳が見えるように髪を整え、鏡の正面に立つ

2 左右の耳たぶの位置を確認

3 耳たぶの位置（高さ）がほぼ同じ位置にあり、
水平を保っていればOK。
左右で違っていたら問題あり。首のバランスが
左右どちらかに偏っている状態

◀ 左右のバランスが悪い人は、p.74 首のストレッチへ

「肩」の高さは同じですか？

自覚症状チェック

- □ 肩の高さが左右で違う
- □ バッグを持つ手（肩）が決まっている
- □ 鎖骨の高さが左右で違う
- □ ネックレスのトップが中央にこないことが多い
- □ 気づくと、上着が片側にずれている
- □ 側屈する（立ったまま上半身を横に倒す）と、左右で曲がりにくいほうがある
- □ 肩こりは片側がつらい
- □ 腕を真上に上げたとき、上げにくいほうがある
- □ 横向きに寝るクセがあり、左右の向きも決まっている
- □ 右手と左手を使う頻度に大きな差がある

！ ひとつでもチェックがついたら要注意。左ページのセルフチェックへ！

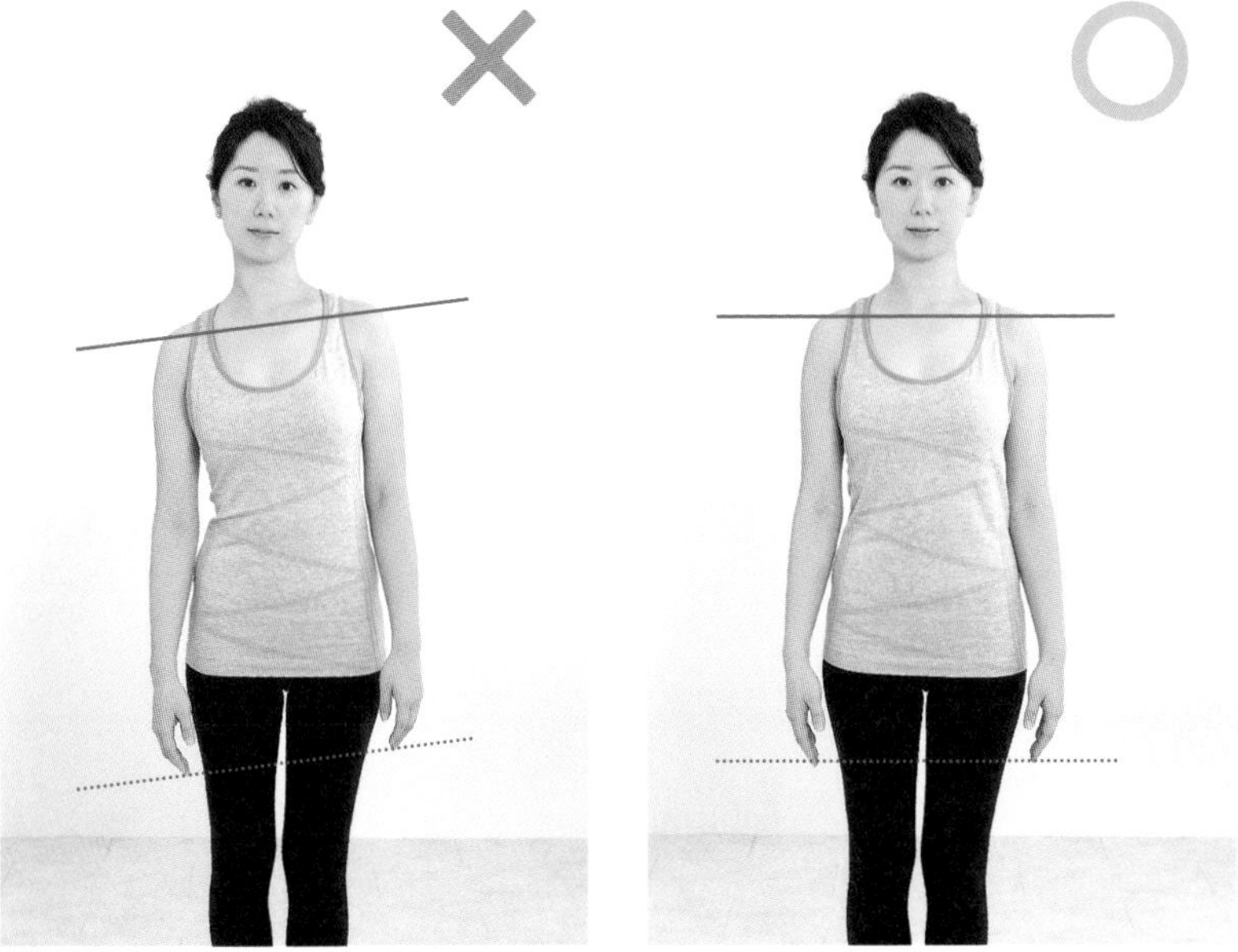

〈 鏡でセルフチェック 〉

1 鏡の正面に立つ

2 左右の肩の高さと指先の位置を確認

3 肩の高さ、指先の位置がほぼ同じで、水平を保っていればOK。左右で違っていたら問題あり。肩や指先が下がっているほうに傾いている状態

◀ 左右のバランスが悪い人は、p.78 肩のストレッチへ

「腰(骨盤)」の位置がズレていませんか？

✓自覚症状チェック

- □ 腰のくびれのラインが左右で違う
- □ スカートが回りやすい
- □ 歩くとき、左右に揺れながら進んでいる
- □ 足の長さが左右で違うと言われたことがある
- □ 靴の片方が傷みやすい
- □ ひざや股関節に痛みや不快感を感じることがある
- □ 腰痛がよく起きる
- □ 下半身の冷えやむくみが気になる
- □ 椅子に座ったとき、足を組むクセがある
- □ 下腹が出てきた

! ひとつでもチェックがついたら要注意。左ページのセルフチェックへ！

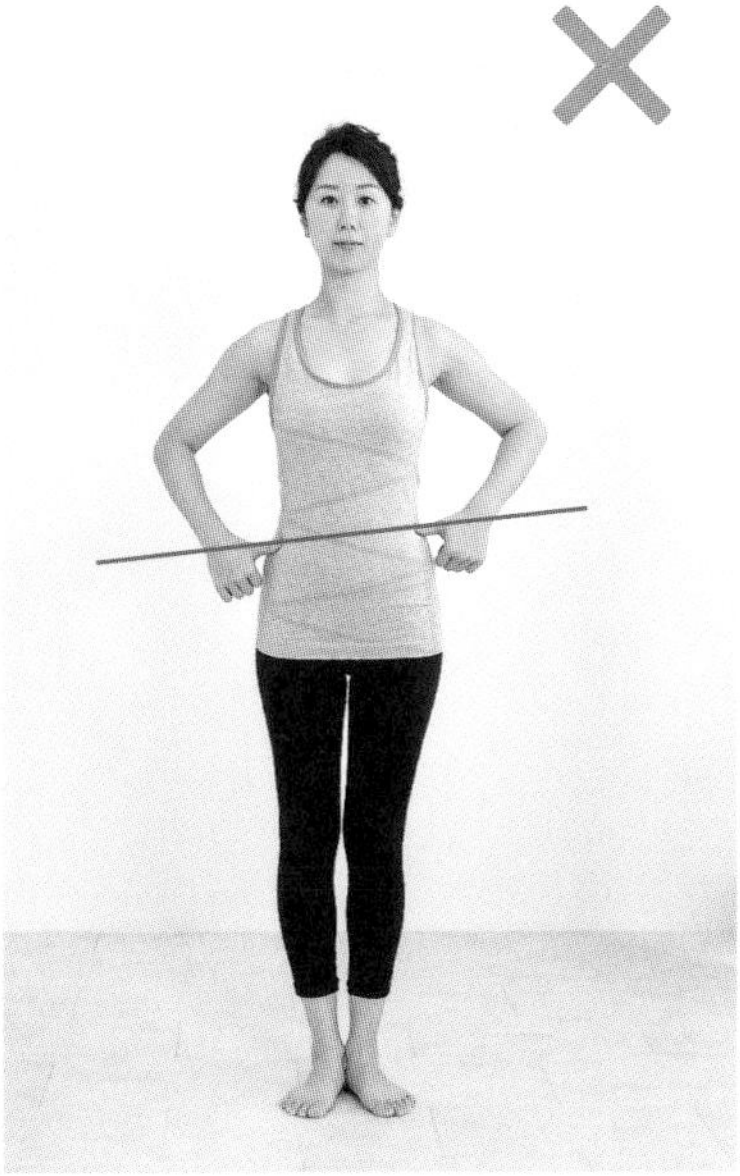

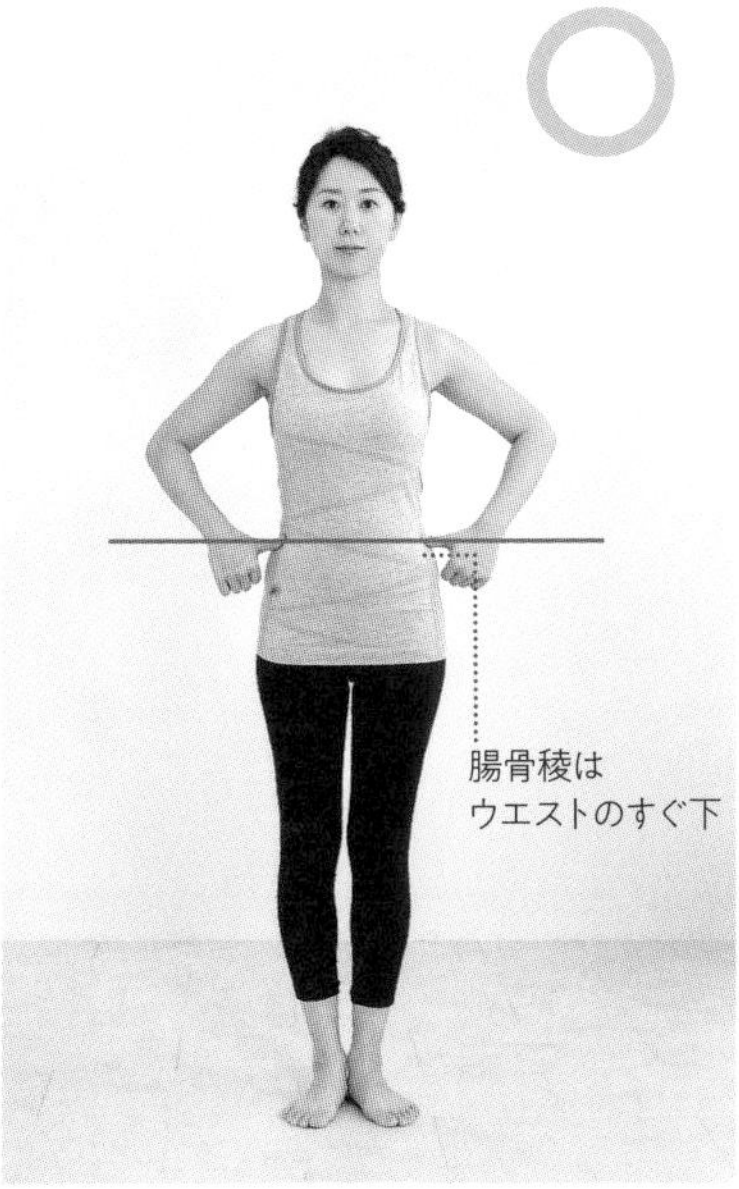

〈　鏡でセルフチェック　〉

1 鏡の正面に立つ。両手の親指を立てる

2 ウエストの両側に両手の親指を当て、ほんの少し下にすべらせ止まるところ（腸骨稜《ちょうこつりょう》）で左右の高さを確認

3 親指の高さが左右ほぼ同じで、水平を保っていればOK。
左右で違っていたら問題あり。親指が下がっているほうに傾いている状態

◀ 左右のバランスが悪い人は、p.82 腰のストレッチへ

「ねじれ」をチェックする

最後のチェックポイントは、「ねじれ」について。ここで言うねじれとは、カラダのある部分が本来あるべきポジションから外れ、一定の方向に回って固定されてしまった状態。例えば上半身が左方向に少しでも回ると、右の肩は前に出て、左の肩は後ろに引いてしまいます。するとカラダは無意識のうちにバランスを取ろうと、腰は逆の向きに回転してしまう。わかりやすく例えるなら、雑巾を絞ったときのようにツイストした状態です。雑巾なら簡単にねじれを解くことができますが、一度カラダに染みついたねじれは解消するのに時間がかかります。

さらに厄介なことに、ねじれはねじれを生み出します。例えば首がねじれると、連動して肩もねじれ、反動で腰は逆の向きにねじれるといった連鎖反応が起きやすいのです。この連鎖がどのように出るかは人それぞれ。ですから、ねじれの有無と発生箇所をしっかり確かめ、ねじれの連鎖を止めることが大切です。

座って書きものをするとき、上半身が斜め前に向いていませんか。肩や背中の片側だけがこわばって、つらくなりませんか。チェックを通してカラダの声を聴き、あなたのねじれの実態を探りましょう。

首

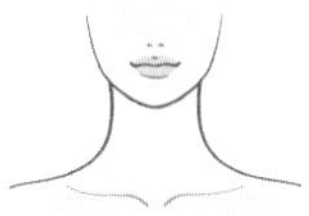

✕ねじれがあると

首を上下左右に動かしづらく、頭痛や肩こりが起こりがちに。自律神経の働きが不安定になり、めまいや不眠などを引き起こすことも。

○ねじれがなくなると

血のめぐりが良くなり、首筋の張りや肩こり、頭痛などが軽減。自律神経が安定することで、睡眠の質が良くなり、疲れにくいカラダに。

◀42ページでチェック！

肩

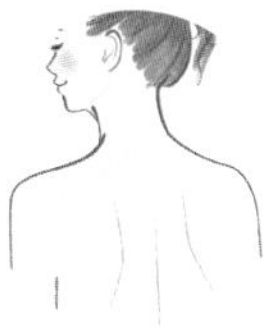

✕ねじれがあると

片方の肩が前に出て、腕の上げ下げがしづらくなります。巻き肩・猫背になりやすく、肩甲骨付近に張りや痛みが生じることも。

○ねじれがなくなると

肩や背中の筋肉の緊張が和らぎ、肩こりなどの症状も軽く。デコルテラインがきれいに見え、バストの位置も高くなります。

◀44ページでチェック！

腰（骨盤）

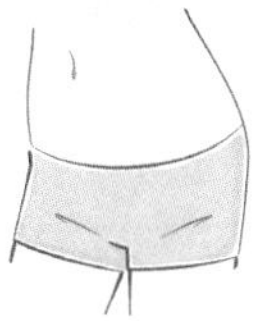

✕ねじれがあると

腰痛やひざの痛み、足の冷えやむくみなど、下半身のトラブルを抱えがちに。O脚、X脚になりやすく、歩き方が不自然になる傾向も。

○ねじれがなくなると

腰痛が出にくく、股関節や膝関節の動きもなめらかに。下半身の血行が良くなることで冷えやむくみが解消され、すっきりとした美脚に。

◀46ページでチェック！

顔は左右均等ですか？

✓自覚症状チェック

- □ 鏡で見たとき、耳の見え方（面積）が左右で違う
- □ 顔の左右どちらかが大きく見える
- □ 首筋に張りがある
- □ 首を左右に振ったとき、向きにくいほうがある
- □ 左右の視力に差がある
- □ うがいなどで上を向くのがつらい
- □ 横向きまたはうつぶせに寝るクセがある
- □ 慢性的な肩こりや頭痛がある
- □ めまいや耳鳴りがある
- □ 寝ても疲れがとれない

！ ひとつでもチェックがついたら要注意。左ページのセルフチェックへ！

×

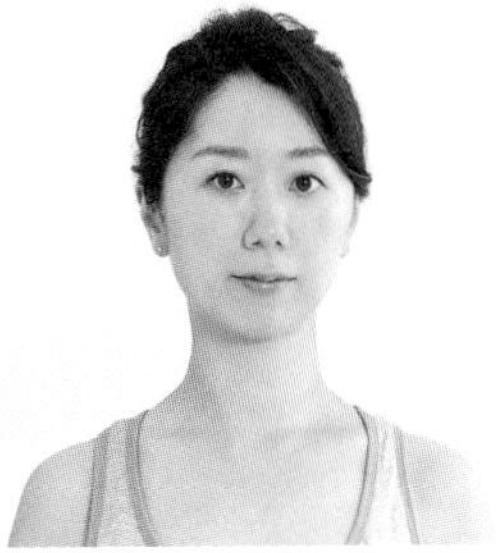

○

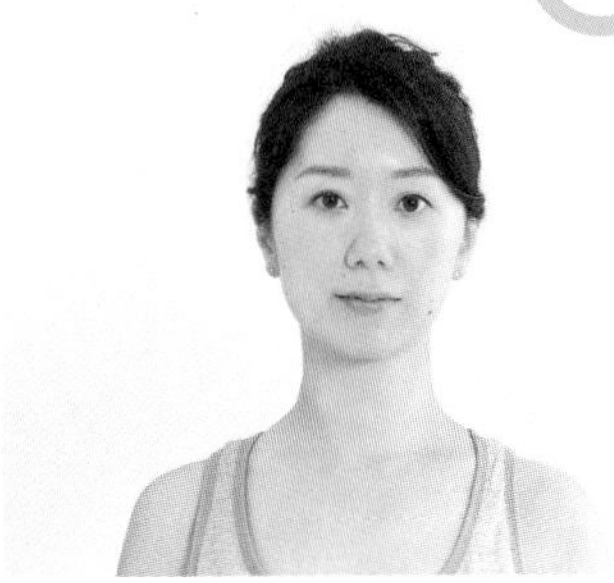

〈 鏡でセルフチェック 〉

1 両耳が見えるように髪を整え、鏡の正面に立つ

2 両耳の大きさ（面積）を確認

3 耳の大きさ（面積）が、両耳ともほぼ同じに見えていればOK。
左右で違っていたら問題あり。小さく見えるほうに首がねじれている状態。左耳が小さければ左に、右耳が小さければ右にねじれている

首がねじれると顔の見え方も変わる

左にねじれると

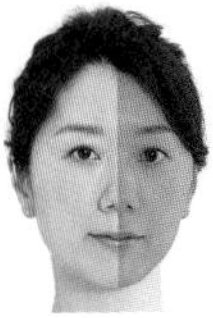

顔の右半分が大きく見える

右にねじれると

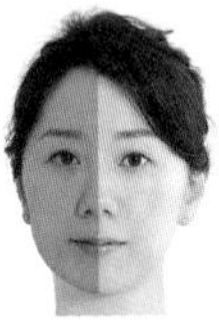

顔の左半分が大きく見える

※写真は鏡に映った状態です

◀ ねじれがある人は、p.86 首のストレッチへ

どちらかの「肩」が前に出ていませんか？

自覚症状チェック

- □ 立っているとき、左右どちらかの手が前に出ている
- □ 腕を片方ずつ背中や腰の後ろに回すと、回しにくいほうがある
- □ バッグを持つ手（肩）が決まっている
- □ 上体を左右にねじったときに違いを感じる
- □ 人から猫背と言われたことがある
- □ 左右どちらかの肩の内側に服のシワができやすい
- □ 左右どちらかの肩甲骨まわりに常に違和感がある
- □ 長時間デスクワークをしている
- □ 常に背中に張りを感じる
- □ 四十肩、五十肩になったことがある

！ ひとつでもチェックがついたら要注意。左ページのセルフチェックへ！

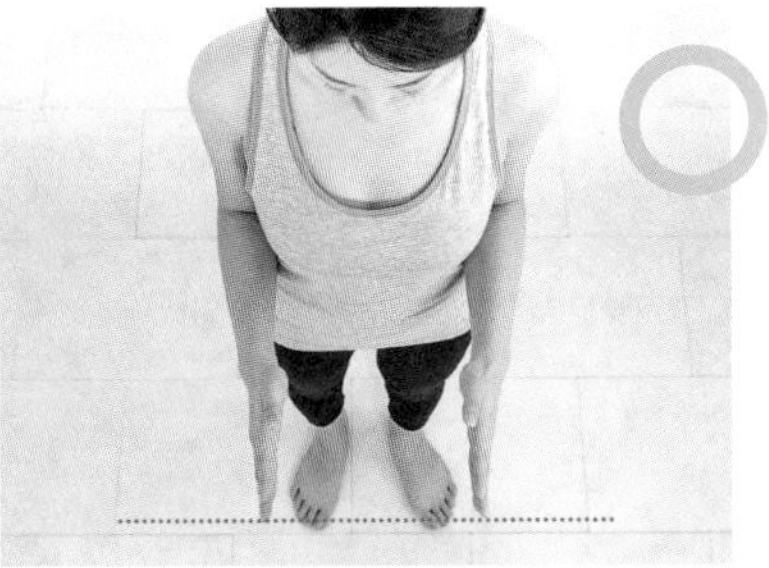

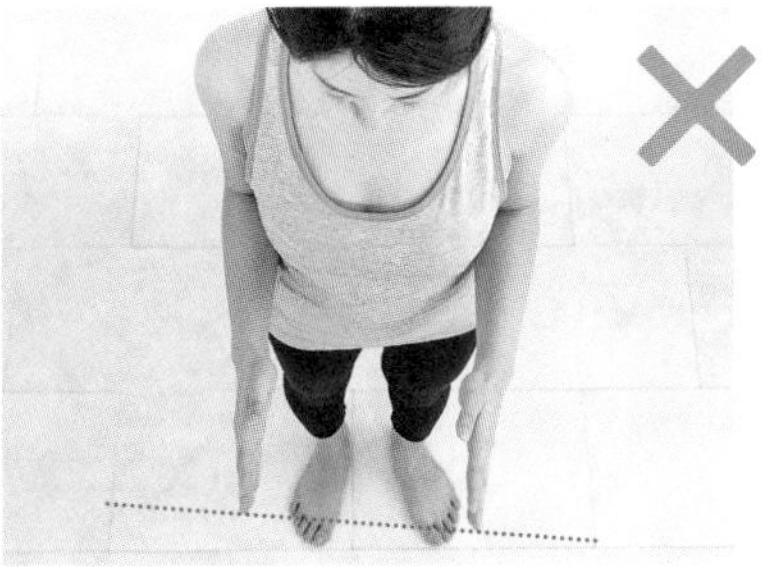

チェックの体勢

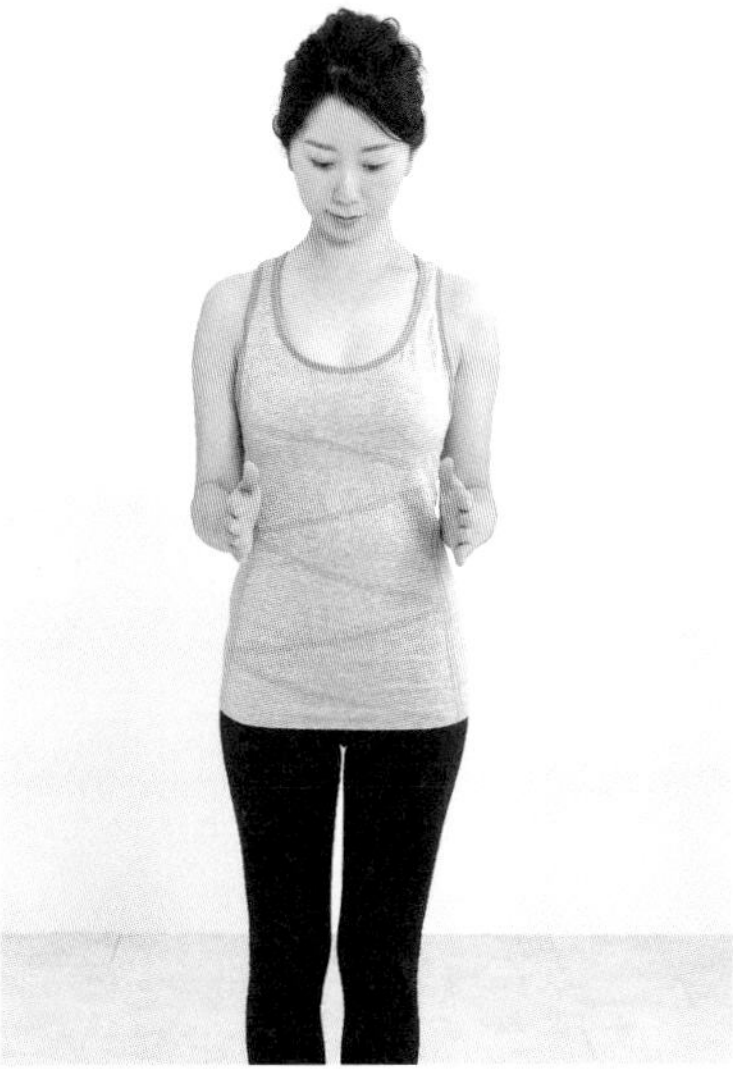

〈 鏡でセルフチェック 〉

1 リラックスして立ち、脇を締めて「小さく前へならえ」をする

2 顔をゆっくりと下に向け、両手の指先の位置を確認

3 指先の位置が左右ともほぼ同じ位置にあり、
水平を保っていればOK。
左右で違っていたら、問題あり。短く見えるほうに
上体がねじれている状態。左手が短く見えていたら
左に、右手が短く見えていたら右にねじれている

※わかりづらい場合は次の方法でチェックを。
腕の力を抜いて立ち、左右どちらかの手がより前に出ていれば問題あり。
手が前に出ていないほうへ上体がねじれている状態

◀ ねじれがある人は、p.90 肩のストレッチへ

「腰(骨盤)」がねじれていませんか？

✓自覚症状チェック

- □ 正座をしたとき、ひざの位置が左右で違う
- □ 床に座ることが多い
- □ 椅子に座ったとき、お尻にかかる重圧が左右で違う
- □ 足を組むクセがある
- □ 立ったとき、どちらかの足が前に出ていることが多い
- □ O脚またはX脚が気になる
- □ 靴底の減り方が左右で違う
- □ 冷えやむくみがよく起こる
- □ ひざの痛みを感じることがある
- □ 慢性的な腰痛や脚のしびれがある

！ ひとつでもチェックがついたら要注意。左ページのセルフチェックへ！

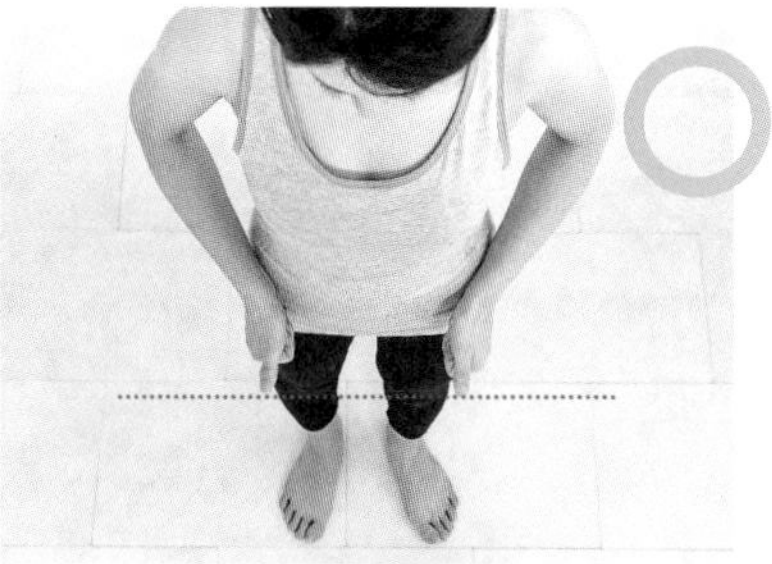

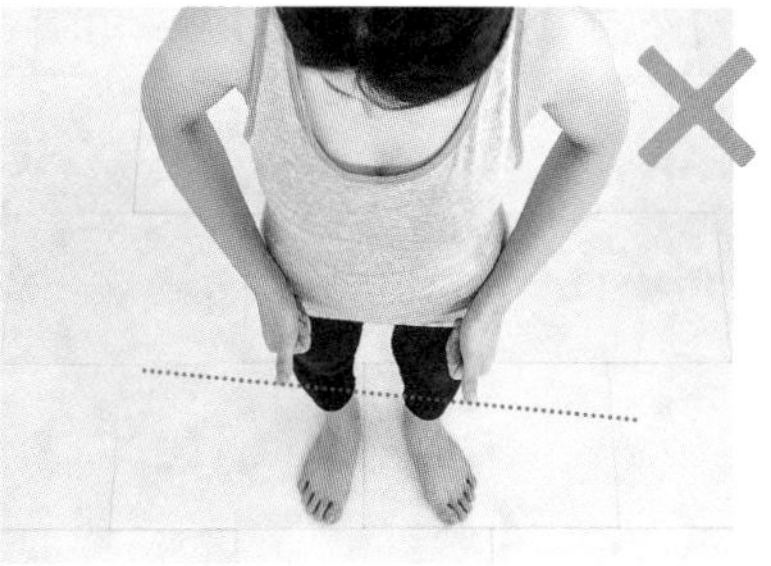

チェックの体勢

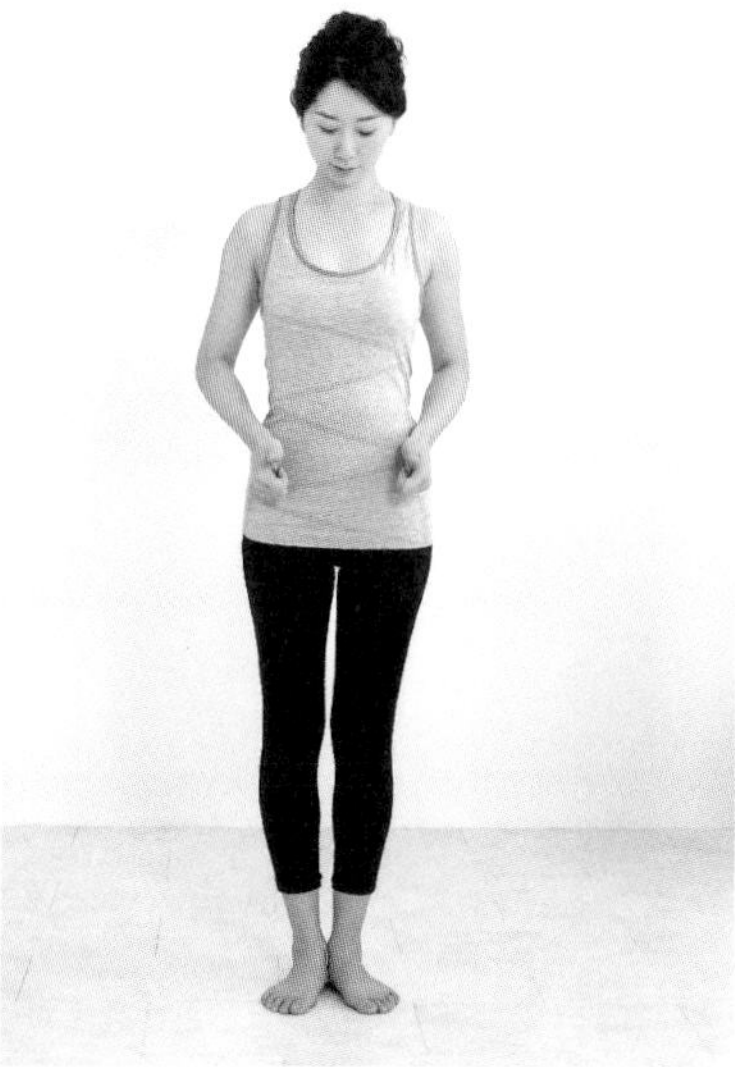

〈 鏡でセルフチェック 〉

1 骨盤の前の両サイドに握りこぶしを当てる

2 両方の親指を床と水平になるように出し、指の先端の位置を確認

3 親指の先端の位置が、左右ともほぼ同じ位置にあればOK。
左右で違っていたら、問題あり。短く見えるほうに
腰がねじれている状態。左が短ければ左に、
右が短ければ右にねじれている

◀ ねじれがある人は、p.94 腰のストレッチへ

症状・悩み別

S-BODY セルフチェック早見表

あなたが気になる症状や悩みから、セルフチェックをするべき主な部位がわかります。自分のカラダの「悪いところ」を各チェックページでしっかり分析したうえで、対応ストレッチへと進みましょう!

原因となり得るバランスのくずれ

同じ症状でも、その原因はさまざま。
あなたのカラダで、バランスがくずれているのは、どこ? その程度は?
まずは現状をチェックすることが大切。

- 前後のバランス
- 左右のバランス
- ねじれ

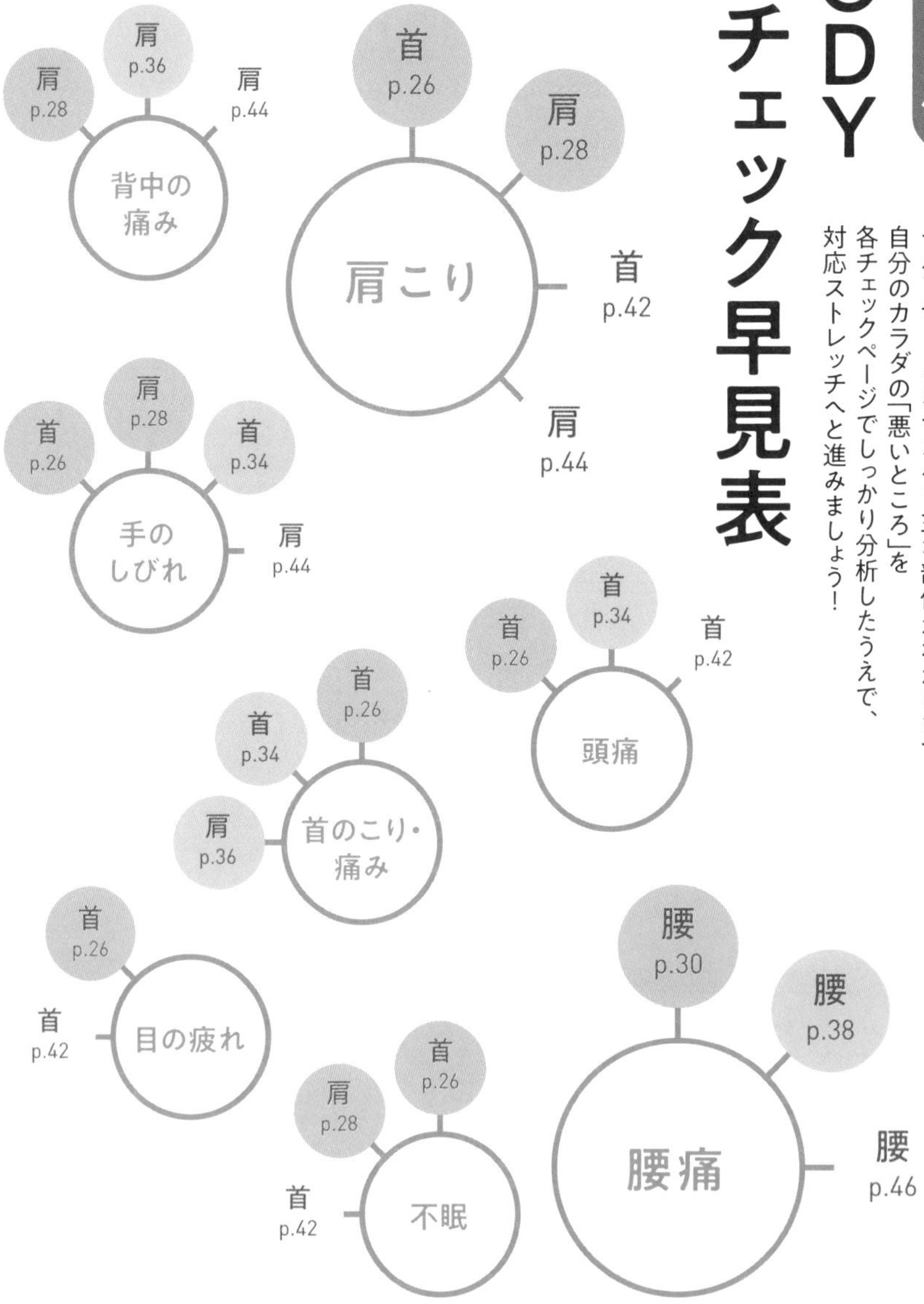

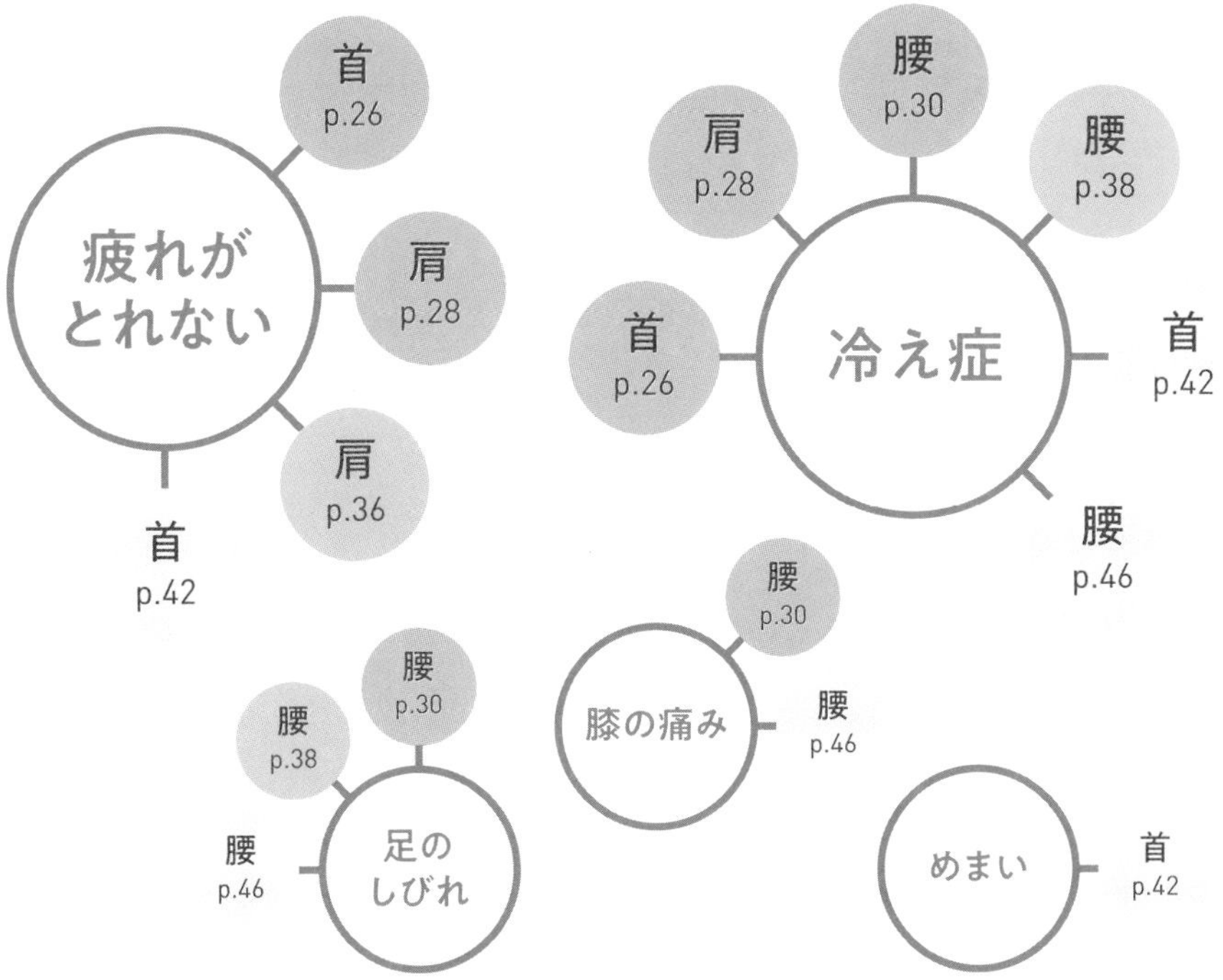

女性のお悩み

女性に多い悩みも、骨格バランスのくずれが原因となる可能性が大!

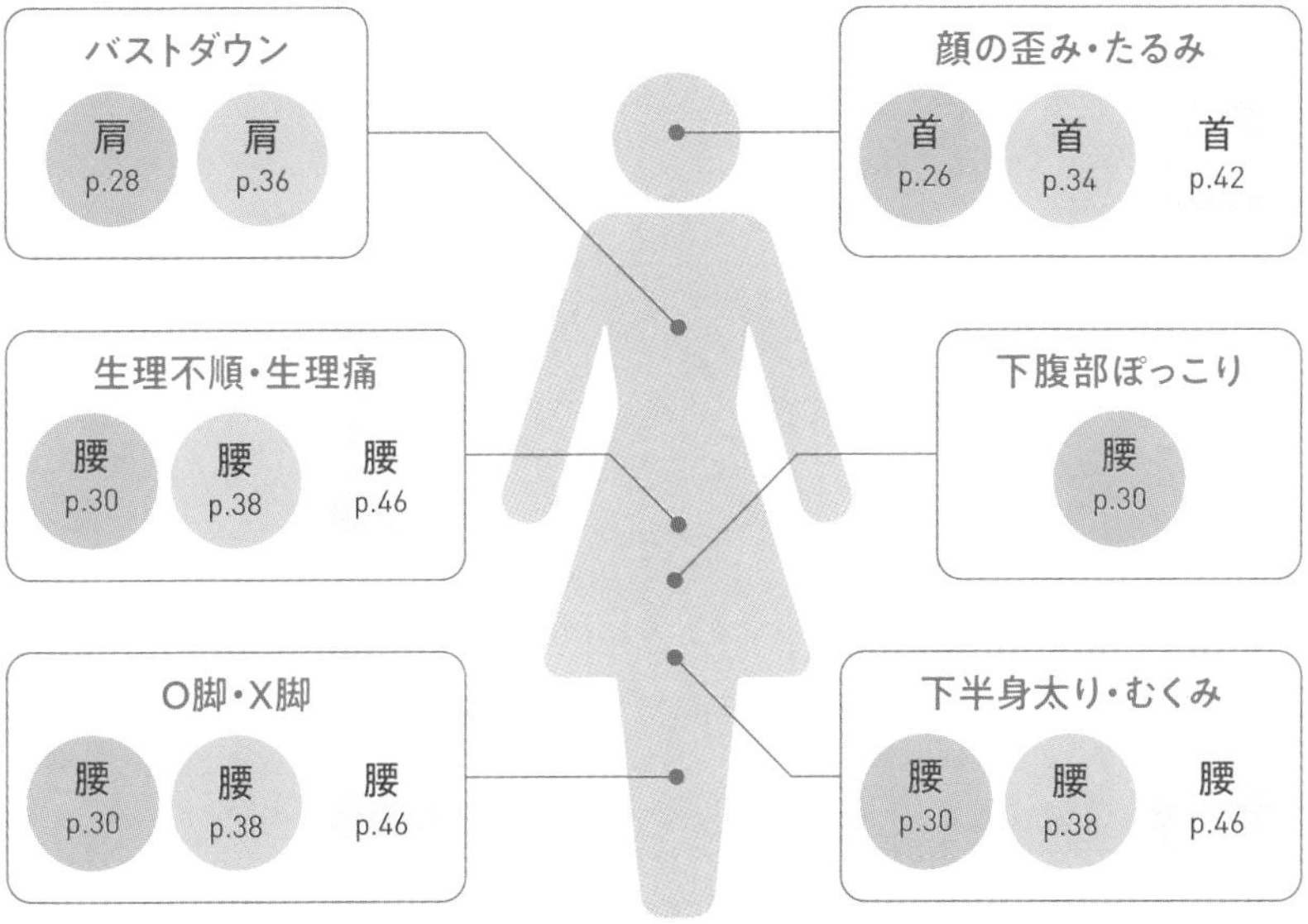

Q

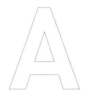

現代人に多い「悪い姿勢」って？

A

典型的なのは、首を前に突き出し、肩が前に入り、背中・腰が丸まった姿勢です。ただし１００人いれば１００の姿勢があり、「軸ブレ」をはじめ、複雑な骨格バランスの問題も

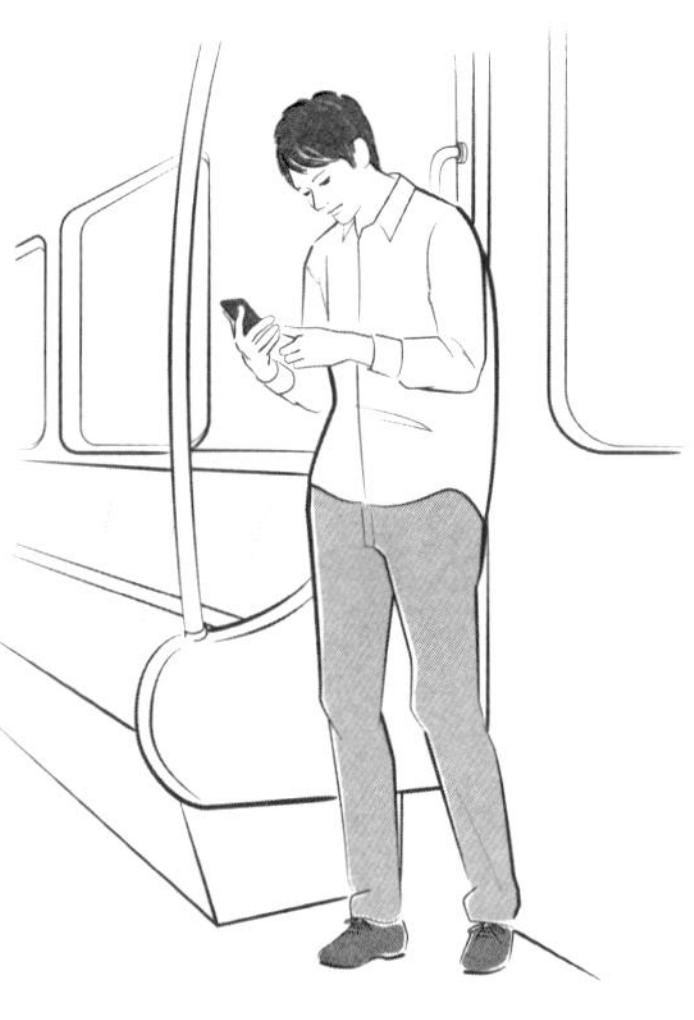

電車に乗ると、ほとんどの人がうつむき、手元のスマートフォンを凝視。首を前に突き出した不自然な体勢を取り続けていますよね。腕は前にあるので、自ずと肩も前に入ることに。すると、背中や腰も丸まってきます。これが現代人にありがちな「悪い姿勢」。

農耕・狩猟などで肉体を大きく動かしていた時代と違って、あらゆる作業をカラダの前で済ませてしまう現代人は、この姿勢によって肩こり・腰痛をはじめ、さまざまな不調を招いています。

ただし、人のカラダは一つの部位の骨格バランスがくずれると、そこに連動して次々とバランスがくずれていくもの。首が前に突き出るのと同時に、左や右への傾きやねじれなども加わり、複雑な問題に発展するケースも。

そんな中、深刻なのが「軸ブレ」という現象です。軸ブレとは、カラダの中心軸である背骨の一部が、横にずれてしまう状態。例えば、首（頸椎）の軸ブレが起きると、頭と胴体の位置がチグハグに。ひどくなると首の付け根の慢性痛や動かしづらさ、頭痛、疲労感、睡眠の質の低下などが起こり、深刻な事態も招きます。

JリーガーのYさんの場合は、簡単なボールさばきすらままならないほど運動機能が落ち、精神的・肉体的なストレスも重なってパニック障害を発症、一時は引退も覚悟したとか。私のもとを訪ねるまで軸ブレの自覚がなかった彼ですが、治療の結果、心身ともに健康を取り戻し、今は再びフィールドで活躍しています。

実はこの「軸ブレ」、自分で見つけることができます。次の3項目に当てはまる人は、要注意です。

❶頭の中心線と胴体の中心線がずれている

❷首の片側がフェイスラインとつながって直線的に、もう一方は段差があるように見える

❸肩の長さが左右異なって見える

日が浅ければ、短期間で修正が可能ですが、時間が経つほど、前後・左右バランスのくずれやねじれなど別の問題を併発しやすく、修正にはかなりの時間を要します。第2章のチェック結果を踏まえて一定期間ストレッチを続けても改善されないときは、私たち骨格調整の専門家にご相談ください。

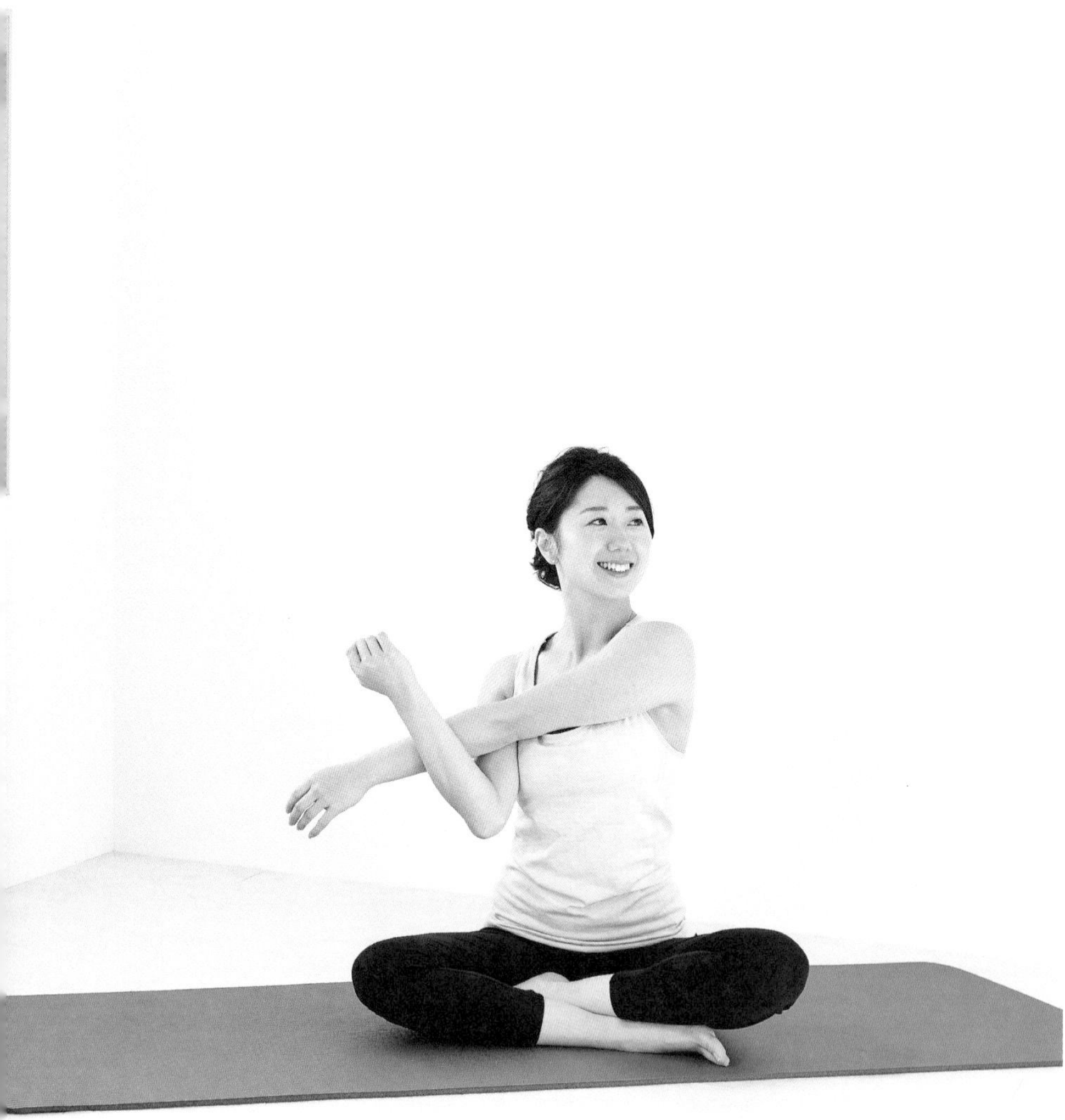

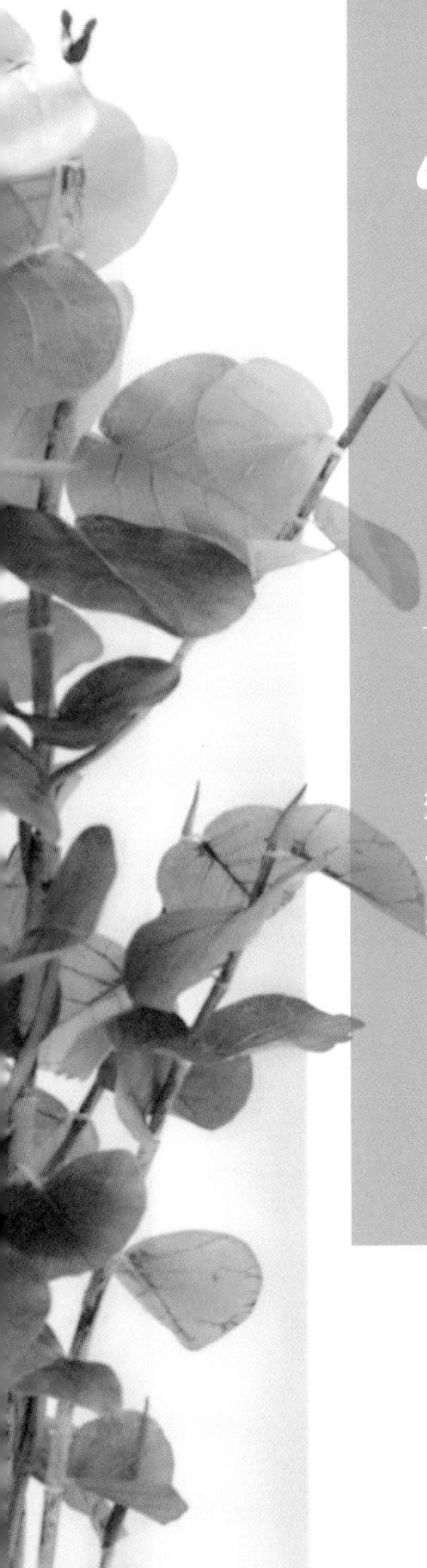

第3章

“悪いところ”を自分で治す！

―S-BODYストレッチ―

第2章のチェックでわかったあなたの弱点に、効果的に働きかけていくストレッチを、この章では紹介していきます。すべてのストレッチは、わずか15秒ほどでOK。気持ちよく伸ばしているうちに、カラダが楽に動くように。

関節が機能的に働けば筋肉もしなやかさを取り戻し、理想のS-BODYに近づいていきます。

15秒でカラダが目覚めるストレッチ

肩がこったとき、思わず肩を揉むという人は多いでしょう。しかし、一時的に楽にはなるけれど、ぶり返したり、すっきりしない。そんな経験も少なくないのではないでしょうか。これは、いったいなぜでしょう？

左ページの図を見ながら、考えてみましょう。長さの等しい2本のワイヤーで支えられた柱があるとします。この柱が左に傾いたら、どうなりますか？ 左のワイヤーは縮み、右のワイヤーは引っ張られた状態になりますね。これが、いわばあなたの首と肩。柱が首、左右のワイヤーが肩に当たります。左のワイヤー、つまり左の肩の筋肉は短く縮んだ状態、右の筋肉は張った状態になり、次第にどちらもこり固まっていきます。「肩こり」発生です。その状態で例えば左のワイヤー（肩）をぐいぐい押していくと？ ますます柱は倒れていきますよね。つまり、首の傾きはさらにひどくなり、左右の肩のバランスは不均衡のまま。これがこっているところをいくら揉んでも、肩こりが解消しない要因の一つです。

では、根本的に解決するには、どうしたらいいのでしょう？

そもそもの柱を、まっすぐ立て直すことですよね。つまり、肩こりの原因が首の傾きならば、首のポジションをまず正すことが大切なんです。

この章では、人間のカラダを支える要である「骨」のバランスを整えることで、理想的なS-BODY

を取り戻すストレッチを紹介していきます。

ターゲットは、悪いクセのついた筋肉と関節。毎日一定の姿勢を続けると、ある筋肉は常に縮み、ある筋肉は伸び続け、次第に固まっていきます。すると関節がロックされ、骨のポジションは悪いままに。関節が動きにくくなると、さらに筋肉のクセが強くなり、骨も悪い位置にとどまるという悪循環に陥ります。これから抜け出すため、クセづいた筋肉と関節にストレッチで働きかけていきます。

ただし人間の脳は、普段の姿勢を覚えているので、常にそこに戻そうとします。理想のポジションに修正しても、しばらくすると元に戻ってしまうのです。だからこそ、日々ストレッチを重ねることで、脳に「こっちのほうが心地よい」と覚えさせていくことが大切なんです。

まずは仕事や活動の合間に、15秒だけストレッチを。関節の可動域が広がると、神経の通り、血液・リンパの流れも良くなり、あなたのカラダが本来もっていた力が目覚めていきますよ。

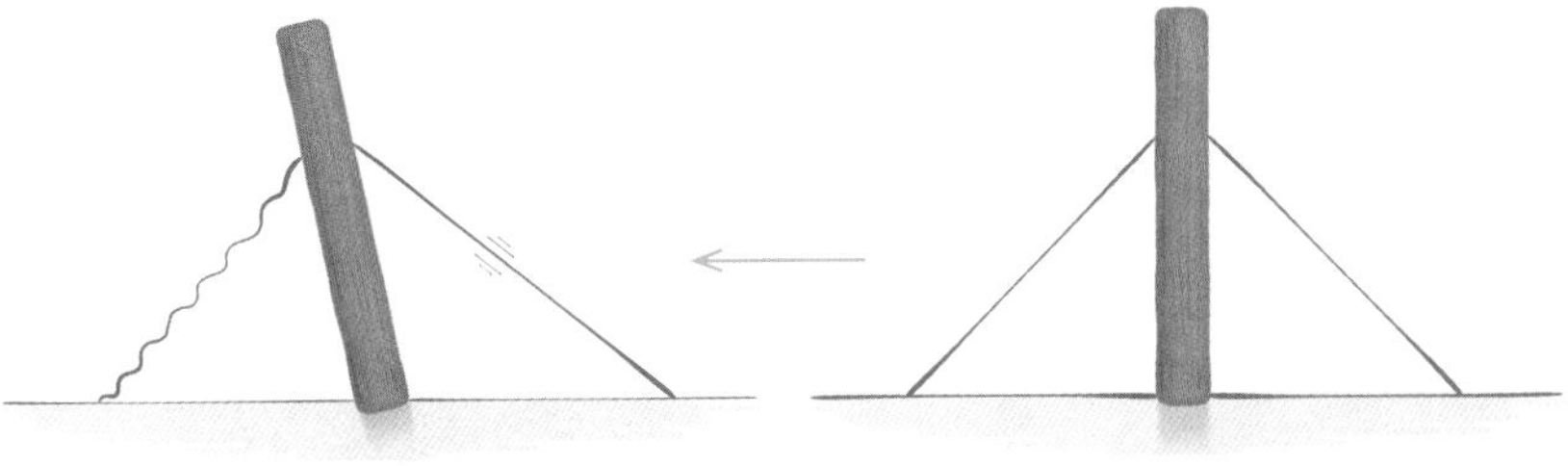

柱（首）が傾いた状態

柱（首）がまっすぐな状態

効果的なストレッチの始め方

いよいよ、あなたの〝悪いところ〟に働きかけるストレッチへ。まずは左の表で、前章のセルフチェックでわかった〝悪いところ〟に✓をつけ、対応ストレッチへ進みましょう。ここで紹介しているストレッチは、問題のあるポイントに的を絞ってバランスを取り戻していく方法で、カラダに効率的に働きかけられます。

✓〝悪いところ〟にチェック

前後のバランス

- □ **首**が悪かった
  ▶ p.58 のストレッチへ
- □ **肩**が悪かった
  ▶ p.62 のストレッチへ
- □ **腰**が悪かった
  ▶ p.66 または p.70 のストレッチへ

左右のバランス

- □ **首**が悪かった
  ▶ p.74 のストレッチへ
- □ **肩**が悪かった
  ▶ p.78 のストレッチへ
- □ **腰**が悪かった
  ▶ p.82 のストレッチへ

ねじれ

- □ **首**がねじれていた
  ▶ p.86 のストレッチへ
- □ **肩**がねじれていた
  ▶ p.90 のストレッチへ
- □ **腰**がねじれていた
  ▶ p.94 のストレッチへ

- □ 〝悪いところ〟が多すぎて迷う
- □ 極力短時間で効果を感じたい

▶ p.58／p.74／p.86 **首**のストレッチへ

ただし、右ページの□のほとんどに✓がつき「どこから手をつけたらよいかわからない」人や、「忙しくてとても全部はできない」人は、まず首のストレッチを。というのも、重い頭を支える首は、カラダの調子を握る鍵。事実、来院してさまざまな不調を訴える人のほとんどが首にトラブルを抱えています。ところが首のポジションを整えると、それだけで全身の骨格バランスが良くなり、関節の動きまでなめらかになる。そんなケースがけっして珍しくないからです。

もちろん問題箇所のストレッチを一通り行うのもおすすめ。そしてどのストレッチのあと、一番楽になるかを感じてみてください。そこが、あなたの不調を改善するきっかけとなる可能性は大です。

ストレッチは１回15秒。呼吸は止めずリラックスモードで、気持ちよく伸ばしましょう。未病の人を対象に開発した、とても安全性の高いストレッチばかりですから、一日何回してもＯＫ！ 各ページには目安の回数を記していますが、こまめに繰り返せば繰り返すほど、効果が感じられます。

※カラダに強い痛みや炎症が起こっている場合は、痛みが少なくなってからストレッチを始めましょう。ストレッチ中にカラダのどこかに強い痛みやしびれが起きたときは、すぐにストップ。何らかの深刻な疾患が潜んでいる可能性もありますので無理をせず、ひどい場合は医療機関に相談してください。

Stretch 1

ストレートネックを解消

「前後のバランス」を整えるストレッチ 首

スマートフォンやパソコンを見るなど、うつむき姿勢が多い人の頭は、本来のポジションから前にずれがちです。すると首は斜め前に。首の骨（頸椎）のカーブは失われてまっすぐに伸び、ストレートネック、もしくはストレートネック予備群に。こうなると、頭の付け根から伸びる脊柱起立筋《せきちゅうきりつきん》が常に引っ張られて緊張し、首の根元が詰まった感じになります。首には腕を支配する神経も通っているため、腕の筋肉が張ってしまう場合も。ひどい場合は腕のしびれを引き起こすこともあります。

また首が前に傾くことで、首から肩にかけた僧帽筋《そうぼうきん》が引っ張られ続け、肩こりを招きます。しかし、こっているからとその部分の筋肉だけをゆるめるとさらに前のめりになってしまい、ますますS-BODYからは遠ざかることに。

そこで行いたいのが、首のカーブを蘇らせるストレッチです。

首のカーブが蘇り、頭が本来あるべきポジションに戻ると、首・肩こりが和らぐだけでなく、眼精疲労も軽くなります。関節が本来の位置に戻ると、首の骨へかかる負荷が減り、血流や神経の通りが良くなるのです。自律神経のバランスが整うと、副交感神経がよく機能し始め睡眠の質も上がります。また首が理想のポジションになると、あごまわりがたるみにくくなり、フェイスラインも引き締まってきます。

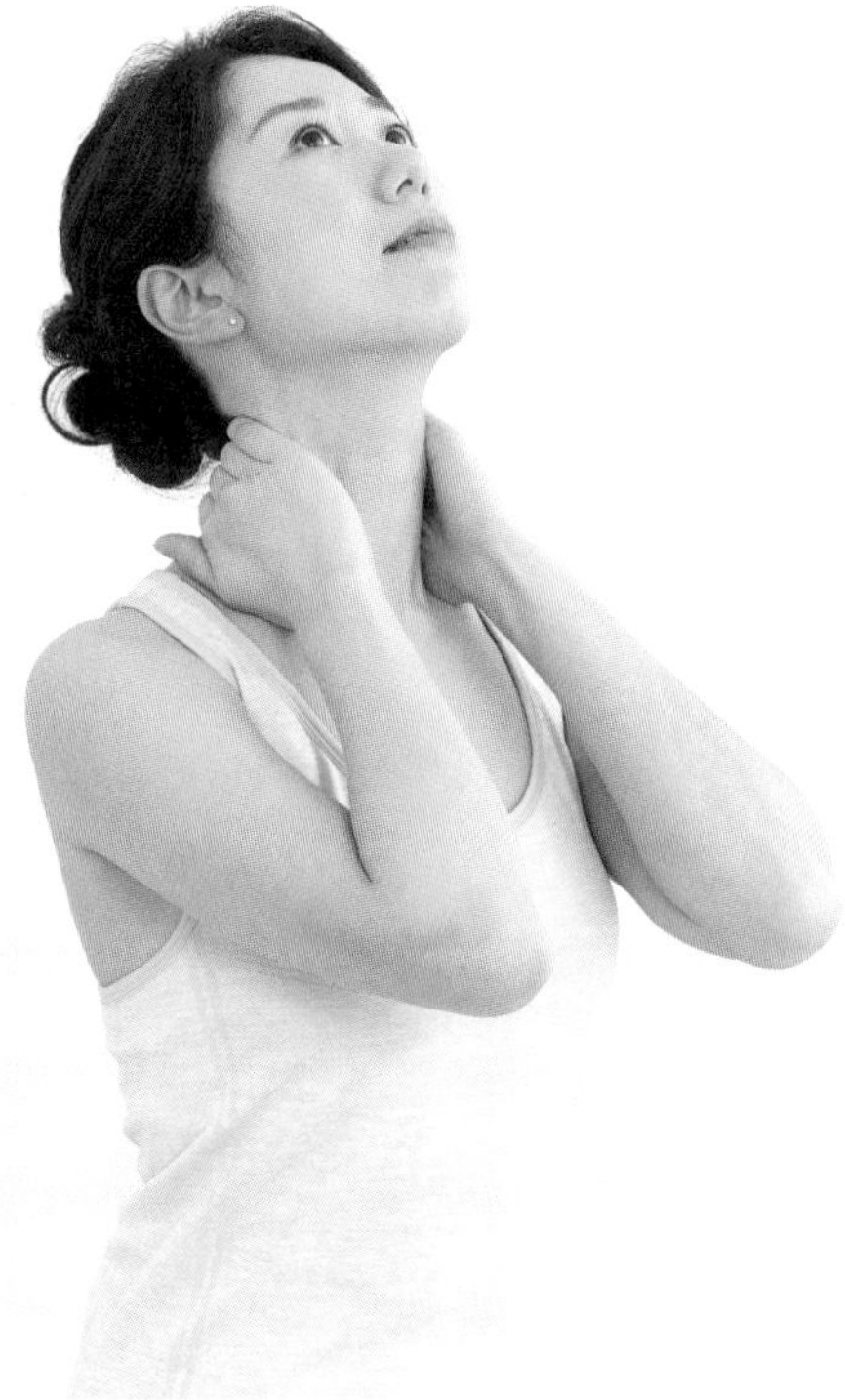

15秒／回

目安 １日３回

首のカーブを蘇らせる！

頸椎の棘突起《きょくとっき》に沿って指を当て、頭をゆっくり上下する動作を繰り返すことで、首にカーブをつけていきます。
１か所5秒程度、計3か所でトータル15秒のストレッチでOK！

Point

首・肩まわりの筋肉に働きかけ、頸椎の関節の柔軟性を取り戻す。明らかにストレートネックの人は押さえるポイントを５か所程度に増やして関節を細かく動かそう。

詳しい手順は次ページへ （ストレッチ前のセルフチェックは p.27）

「前後のバランス」を整えるストレッチ 首　Stretch 1

1 うつむいたとき、首の後ろの中心で出っ張っている骨（棘突起）を見つけてください。その両サイドに、両手の中指と薬指を当てます。

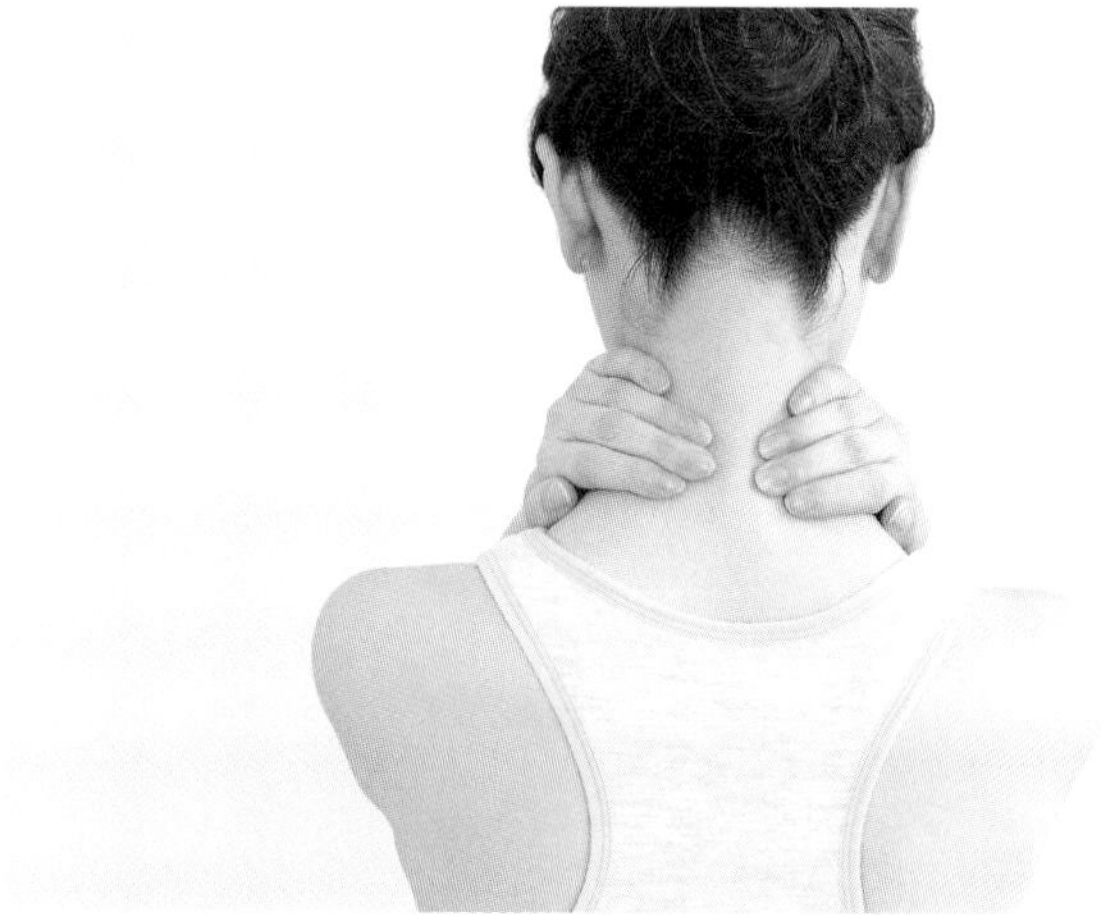

2 1の指を首にひっかける感じでぐっと押さえたまま、ひじの位置は動かさず息を吐きながら、頭をゆっくり５秒ほどかけて上に向けます。
首の後ろの筋肉をじわっと伸ばすように。
伸ばし終わったら、ゆっくり頭を戻します。

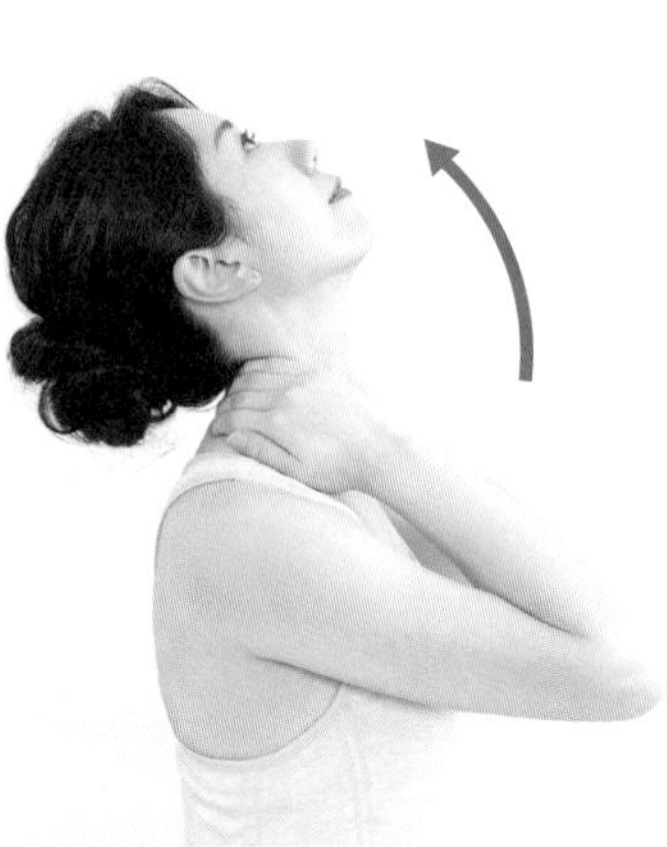

3 次に指の位置を2〜3cm上にスライドし、再び2を行います。
終わったら、さらに指の位置を上げ、もう一度2を行います。

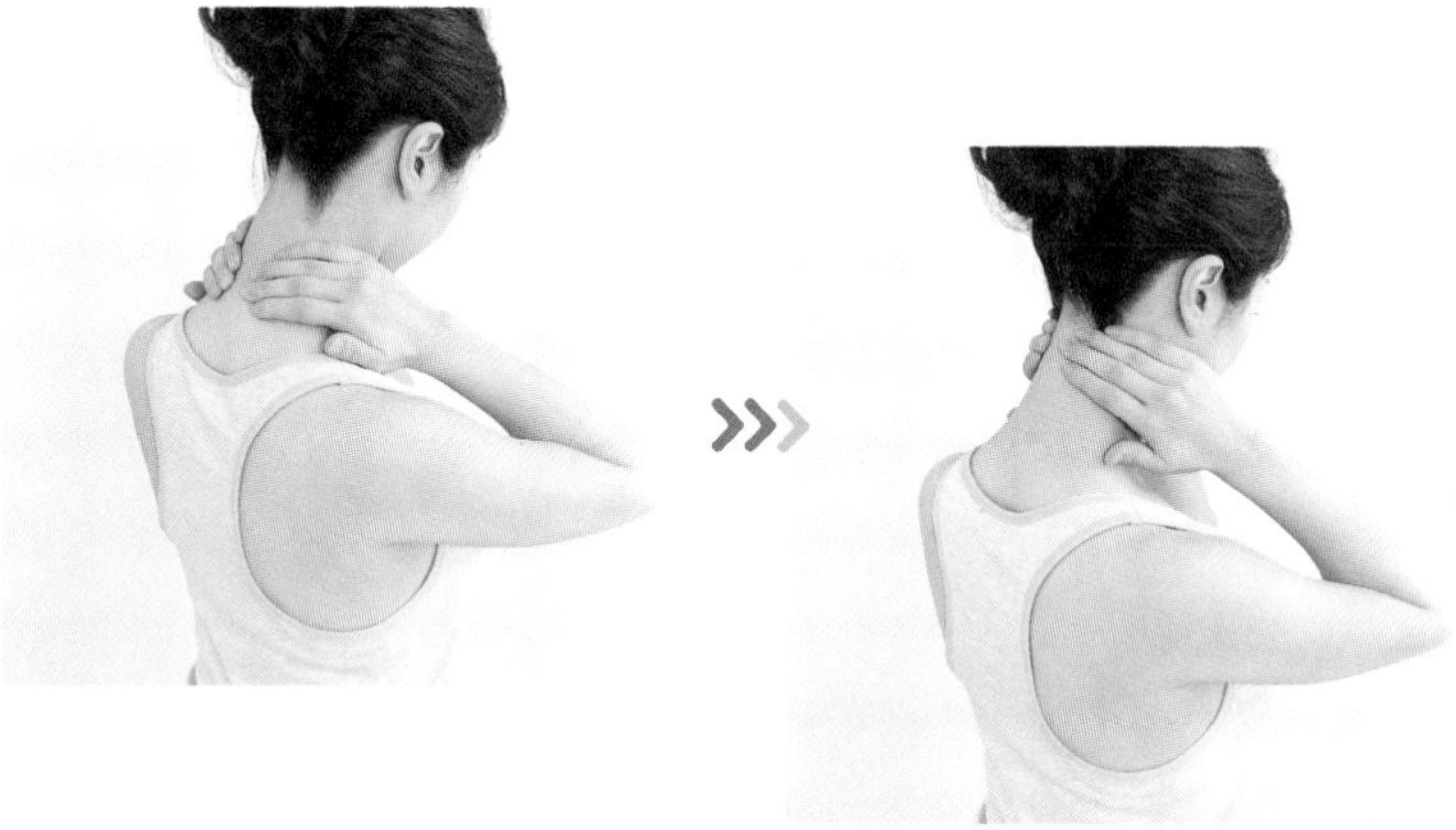

4 終わったら、指を外して首の上げ下げがしやすくなっているか確認。
さらにセルフチェック（p.27）で、首のポジションを確認してみましょう。

指を置くポイント

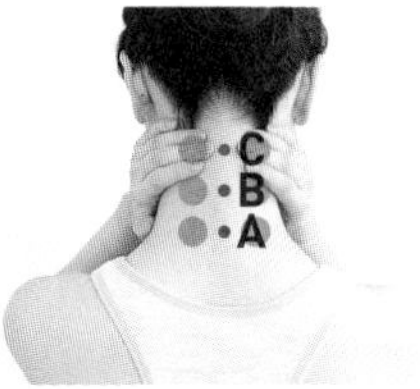

A・B・Cと順に、それぞれ両サイドの1〜2cm離れたところに指を置いて、ストレッチを。

首の前後のバランスが良くなると…

- 首こりの解消
- 肩こりの解消
- 筋収縮性頭痛の解消
- 目の疲れの解消
- 眠りが深くなる
- 自律神経のバランスが整い、疲れにくくなる
- 首が長くなり、小顔になる
- あごまわりがすっきりする

※効果の感じ方には個人差があります

! 痛みやしびれを感じたらストップ。無理しすぎず、心地よい程度に伸ばしてください

Stretch 2

猫背を直す＆四十肩・五十肩を予防

「前後のバランス」を整えるストレッチ 肩

仕事中はパソコンと向き合い、仕事以外ではスマートフォンやタブレット端末を見て過ごすことが多い現代人。視線や手の動きがカラダの前に集中し、肩は自然と前に入り込みます。すると背中が丸まる、いわゆる猫背に。猫背になると背骨の美しいS字カーブはくずれ、肩の内側、つまり鎖骨の下にある大胸筋《だいきょうきん》が縮み、背中側にある僧帽筋《そうぼうきん》や広背筋《こうはいきん》が引っ張られ続けます。これが、肩こりや背中の張り、呼吸のしづらさを感じる原因に。首を後ろに曲げたり、ぐるっと回したりもしづらくなります。

さらに、肩関節の位置がずれることで筋肉を伸び縮みさせる機能が弱まり、肩を回したり、腕を高く上げたりする動きに支障が出ることも。無理に動かそうとしたときに腱板《けんばん》（肩関節を動かす筋肉）に炎症が起き、四十肩・五十肩に発展するケースも珍しくありません。ひどい場合は腕をちょっと上げるだけで痛みを感じ、日常生活さえままならなくなります。

そうした深刻な状態に陥る前に、前に入った肩のポジションを元に戻すストレッチを。胸を大きく開いて肩まわりの筋肉の緊張をほぐし、肩を後ろへ引き戻します。

猫背が解消されると、背骨は本来のゆるやかなS字カーブへ。肩や背中の張りが和らぐほか、肋骨《ろっこつ》や横隔膜《おうかくまく》が動きやすくなるので呼吸が楽に。鎖骨のラインがきれいに見え、バストの位置もアップします。

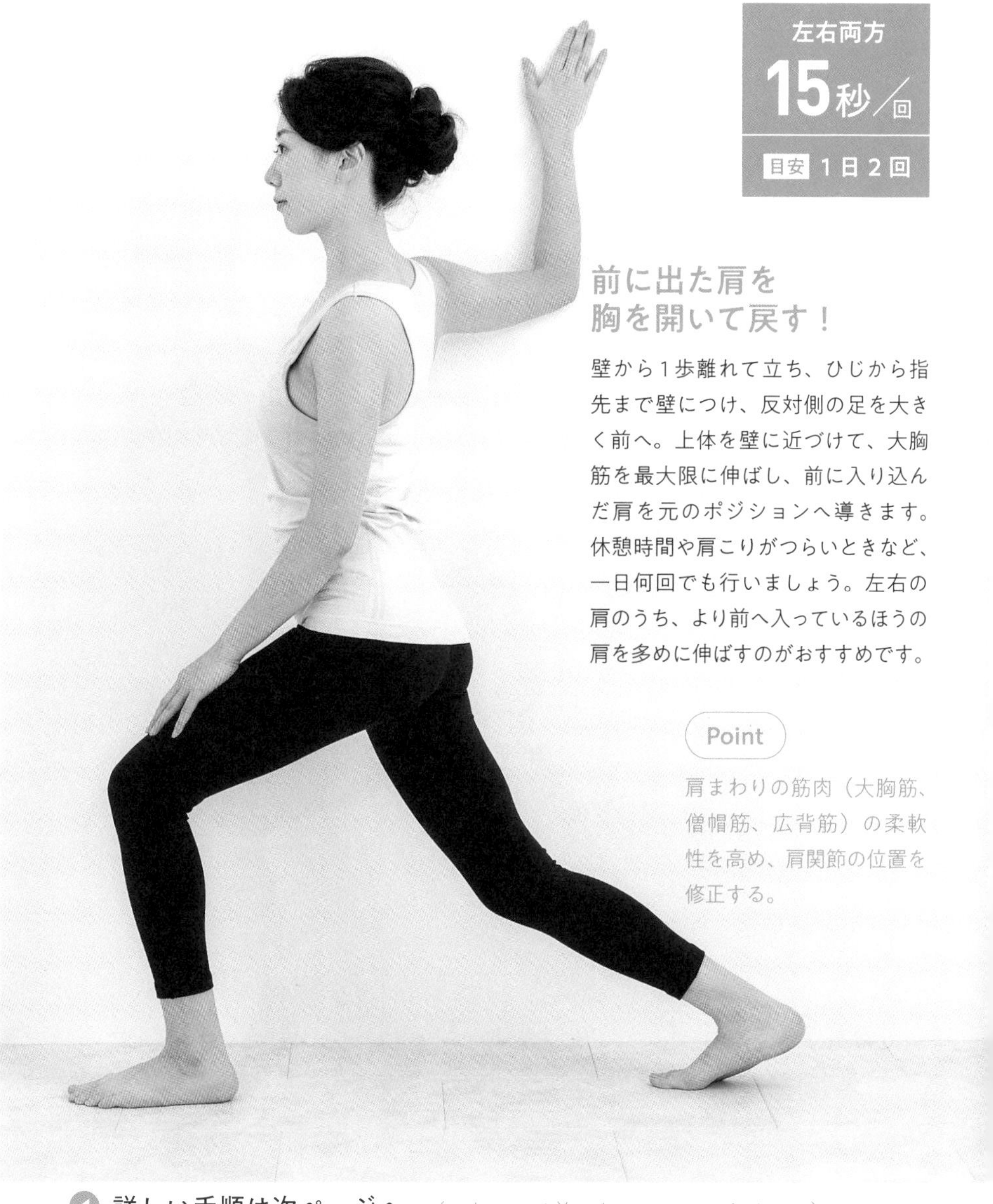

左右両方

15秒／回

目安 1日2回

前に出た肩を 胸を開いて戻す！

壁から１歩離れて立ち、ひじから指先まで壁につけ、反対側の足を大きく前へ。上体を壁に近づけて、大胸筋を最大限に伸ばし、前に入り込んだ肩を元のポジションへ導きます。休憩時間や肩こりがつらいときなど、一日何回でも行いましょう。左右の肩のうち、より前へ入っているほうの肩を多めに伸ばすのがおすすめです。

Point

肩まわりの筋肉（大胸筋、僧帽筋、広背筋）の柔軟性を高め、肩関節の位置を修正する。

詳しい手順は次ページへ　（ストレッチ前のセルフチェックは p.29）

「前後のバランス」を整えるストレッチ 肩 **Stretch 2**

1 片腕のひじを肩の高さまで上げ、指先を上向きにてのひらを壁につけ、壁の横にまっすぐ立ちます。
ひじ、脇の角度はそれぞれ90度になるように。
ひじを肩の高さまで上げづらい人は、低めにしてもOKです。

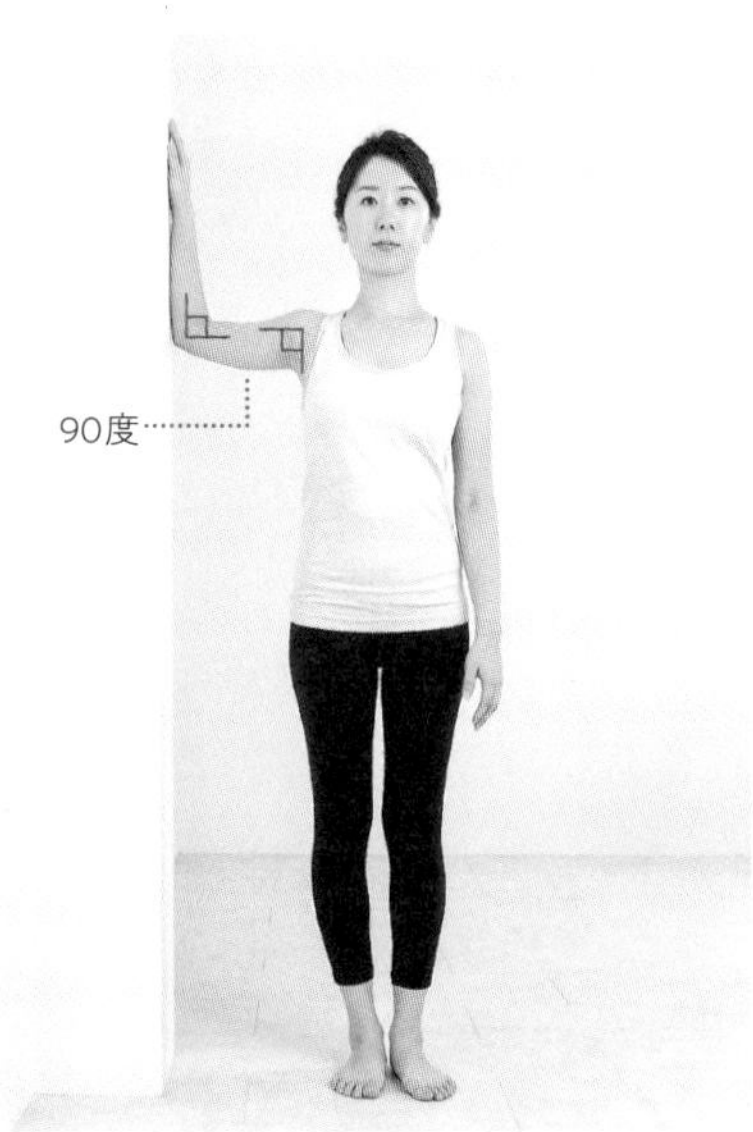

2 壁につけた手の位置を変えず、壁と反対側の足をできる限り大きく一歩、前に踏み出します。
ひじ、脇の角度がそれぞれ90度になるようにキープ。

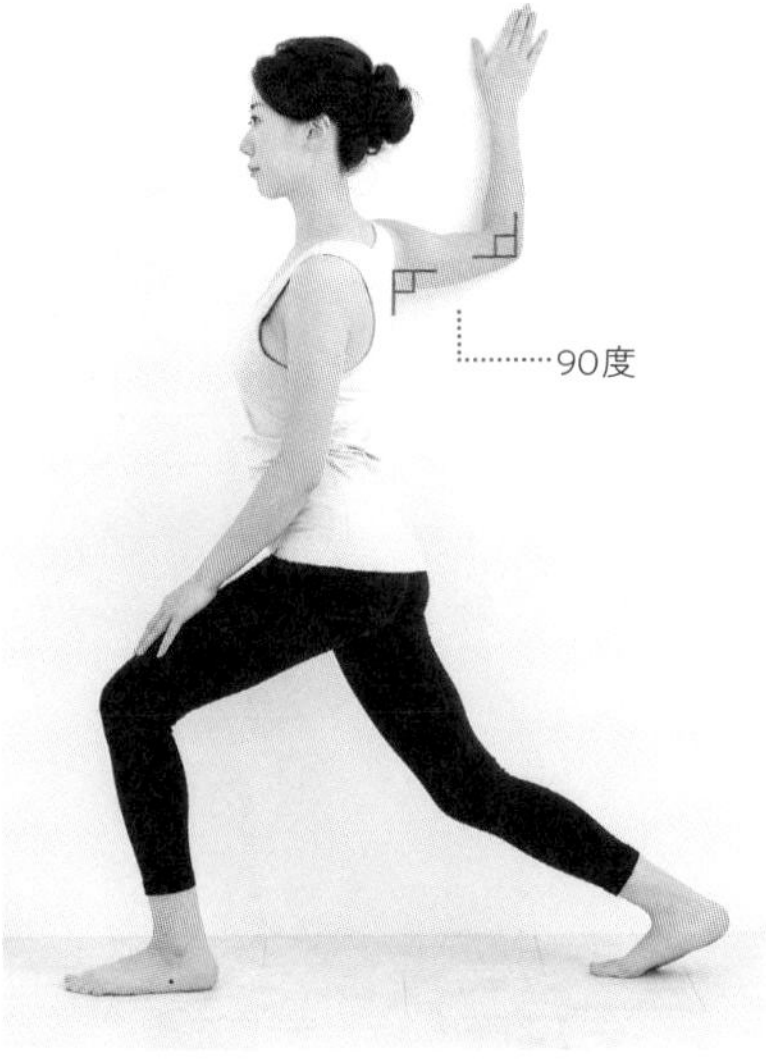

3 2の姿勢を保ったまま、腰を壁のほうへゆっくりと近づけます。
15秒間キープ。
同じ要領で、反対側の肩のストレッチも行います。

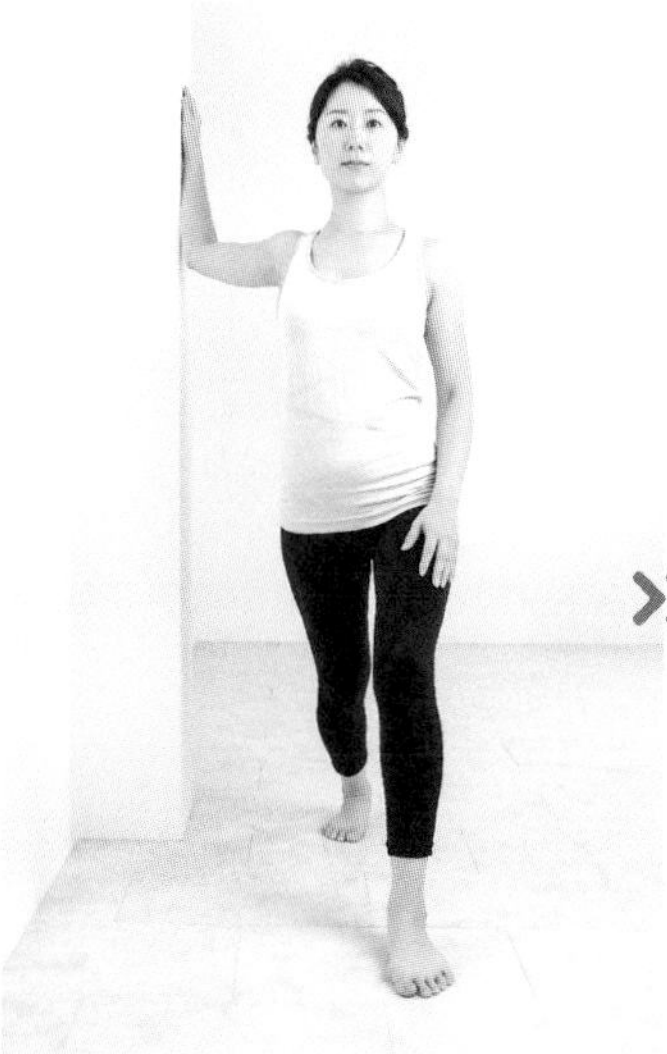

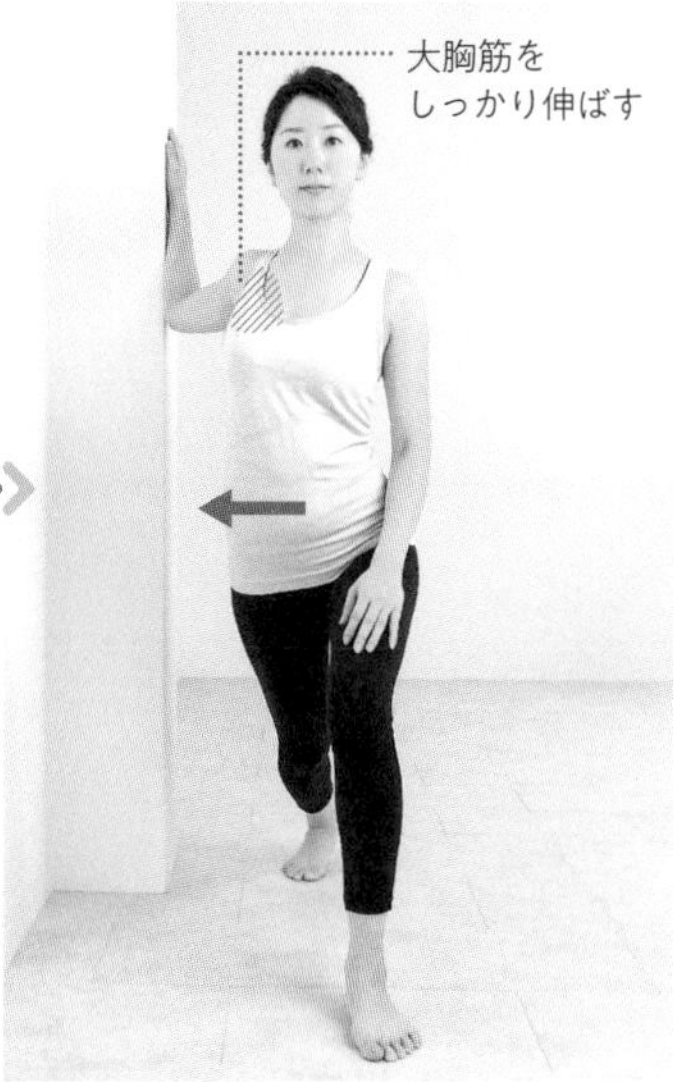

4 左右とも終わったら、肩や首を動かして筋肉のほぐれ具合を確認。
さらにセルフチェック（p.29）で、肩のポジションを確認してみましょう。

肩の前後のバランスが良くなると…

- 猫背の解消
- 肩こりの解消
- 背中の張りの解消
- 四十肩・五十肩の予防
- 呼吸がしやすくなる
- 肩まわりがきれいに見える
- バストアップ

※効果の感じ方には個人差があります

! 痛みやしびれを感じたらストップ。無理しすぎず、心地よい程度に伸ばしてください

骨盤由来のぽっこりお腹を解消

「前後のバランス」を整えるストレッチ 腰

カラダの中心にある骨盤は、腰椎の先にある仙骨と尾骨、それらを取り囲む寛骨《かんこつ》（腸骨《ちょうこつ》・恥骨《ちこつ》・坐骨《ざこつ》）からなり、内臓を下から支えて包む器のような形（12ページ）。本来この骨盤は、横から見たときほんの少し前に傾いたポジションが理想なのですが、現実には長時間のデスクワークなど日々の生活習慣によって、後ろに傾いてしまっている人がとても多くなっています。

骨盤が後ろに傾くとどうなるか？ ヒップは下がり、下腹部がぽっこりと出た格好に（31ページ）。腰から太ももにかけての筋肉（腸腰筋《ちょうようきん》、大腿四頭筋《だいたいしとうきん》）が固まって、まっすぐ立っているつもりでもひざが前に曲がりがちになります。この姿勢が、腰痛やひざの痛みを招きます。さらに血液・リンパなどの循環機能は低下するため、お腹まわりや下半身に脂肪がつきやすく、トレーニングを重ねても成果が出にくいカラダとなってしまいます。腰椎の本来のカーブが失われて重心が後ろにずれるためバランスが悪くなり、その結果ストレートネックや猫背になってしまうこともしばしば。

後ろに傾いた骨盤を正しいポジションに戻すには、腰から太ももにかけた骨盤まわりの筋肉に働きかけるストレッチを。正しい位置に戻るとヒップが上がり内臓がきちんとおさまるので、下腹部の出っ張りは少なくなり、ひざや腰への負担が和らいで、トレーニングの効果も出やすくなります。

後ろに傾いた
骨盤を立て直す！

片方の脚を後ろに上げ、足の甲に手を添えて、かかとをお尻に引き寄せます。頭をやや後ろに引き、骨盤まわりの筋肉を伸ばします。左右各15秒、トータル30秒で完了。

左右両方
15秒／回
目安 1日3回

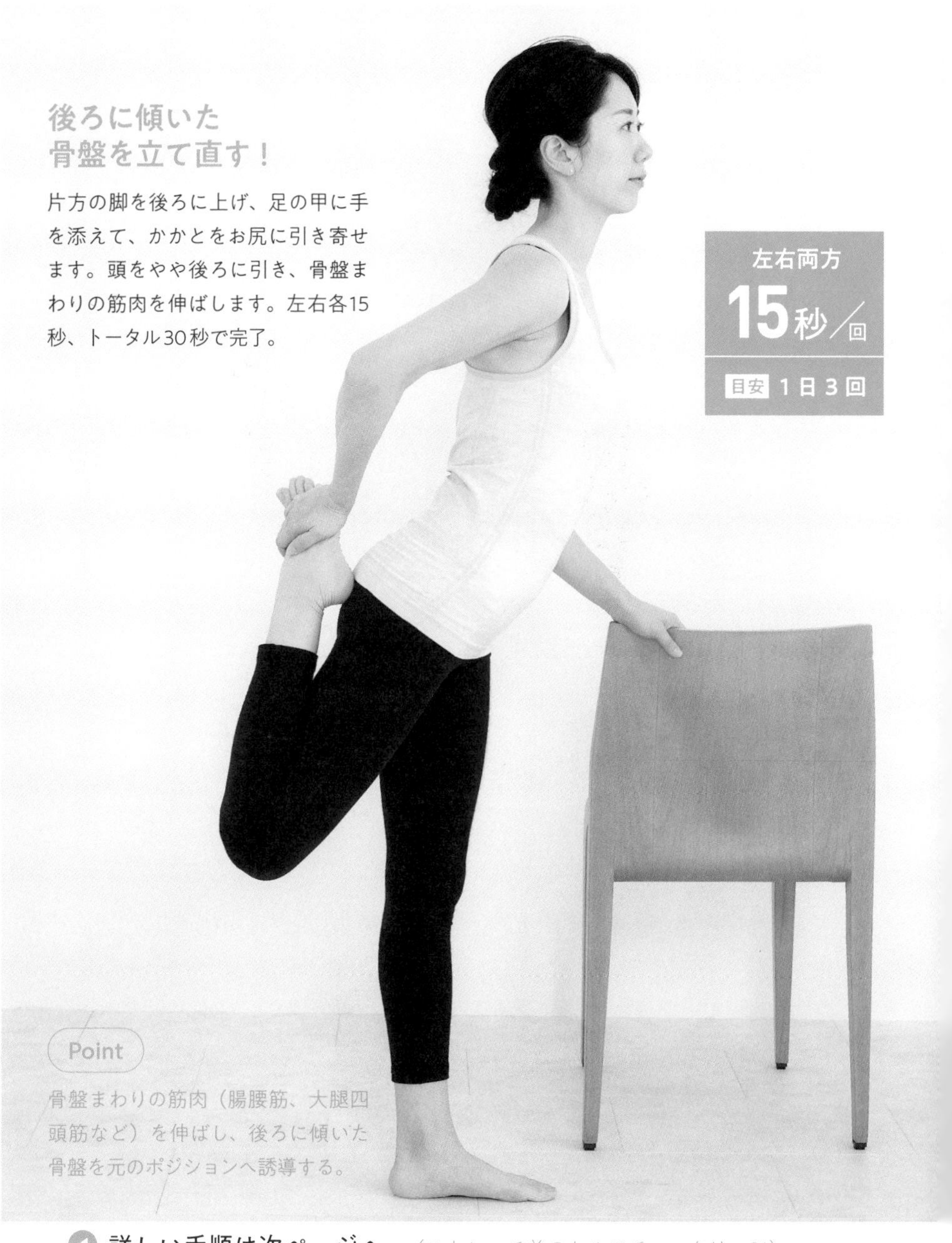

Point

骨盤まわりの筋肉（腸腰筋、大腿四頭筋など）を伸ばし、後ろに傾いた骨盤を元のポジションへ誘導する。

詳しい手順は次ページへ （ストレッチ前のセルフチェックは p.31）

「前後のバランス」を整えるストレッチ 腰　Stretch 3

1 背もたれのある椅子に片方の手をつき、カラダを安定させます。反対側の足をまっすぐ後ろに上げ、足の甲に手を添えて、かかとをお尻に引き寄せます。

※椅子がない場合は壁に手をつくなどして転倒しないよう支えればOK。

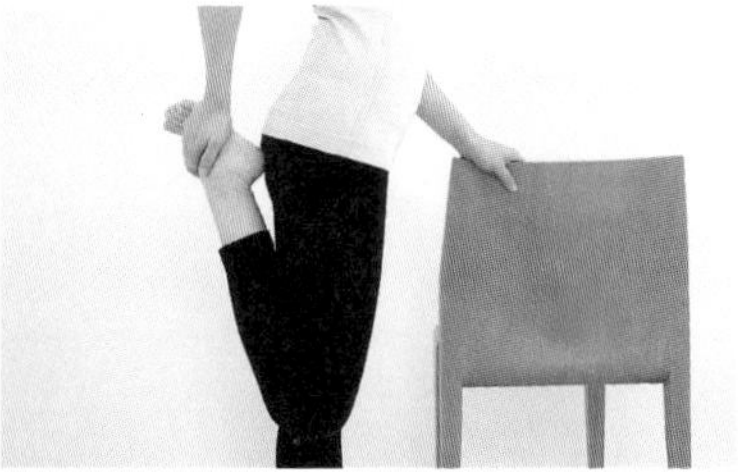

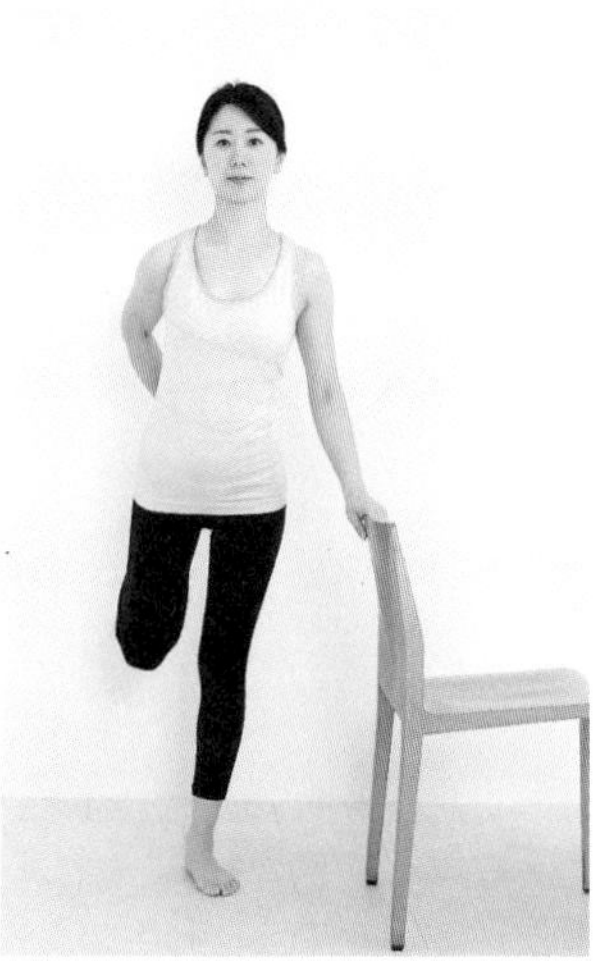

2 ひざをさらに後ろに引き上げて、15秒間キープ。太ももの前の筋肉が伸びるように。
同じ要領でもう一方の腰のストレッチも行います。

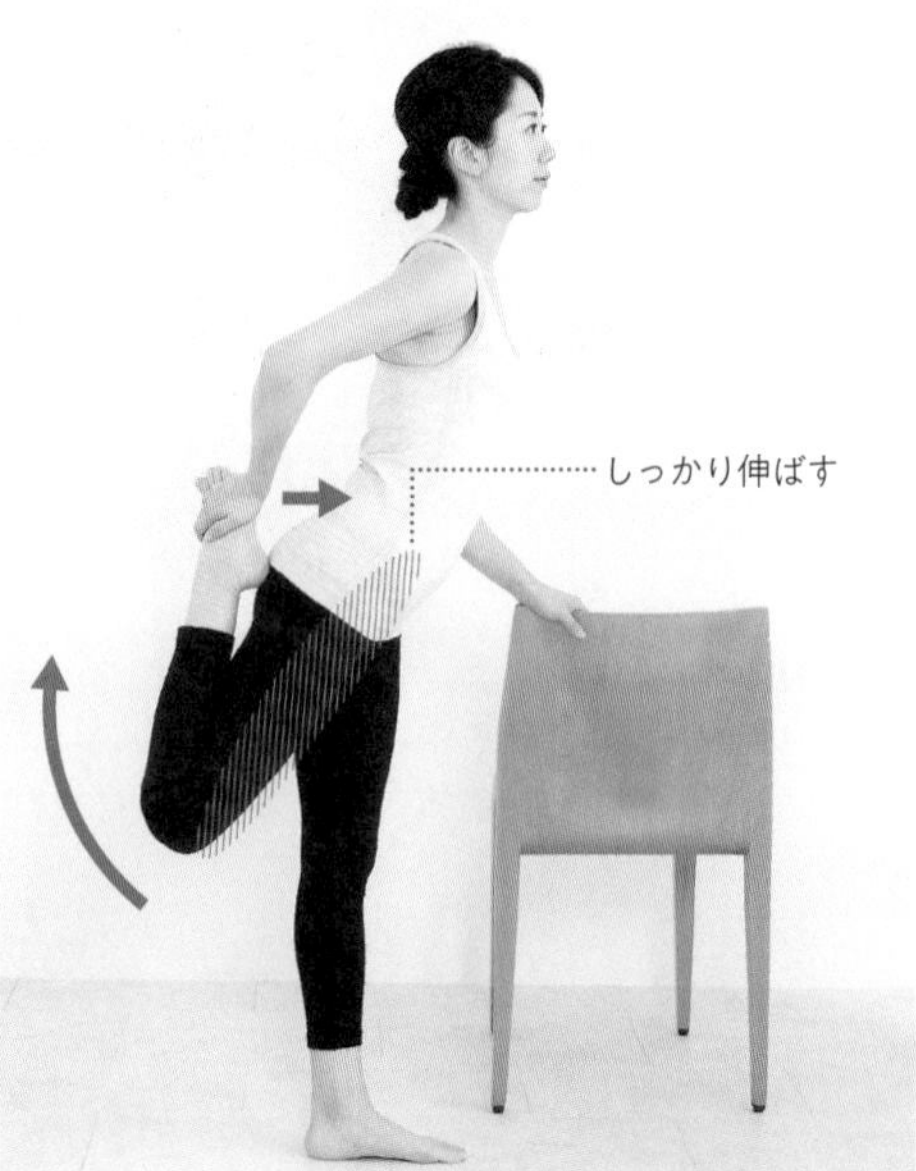

3 左右とも終わったら、太ももの前の筋肉の張りや下腹部の出方を確認。さらにセルフチェック（p.31）で、腰のポジションを確認してみましょう。

脚の開きと上体の角度に注意！

脚を後ろに曲げたとき、またはひざを後ろへ引いたときに、脚が横に開かないように注意しましょう。また首を起こし、前のめりにならないよう上体はまっすぐ立てて。体勢がくずれると筋肉が十分に伸びず、ストレッチ効果が低下します。

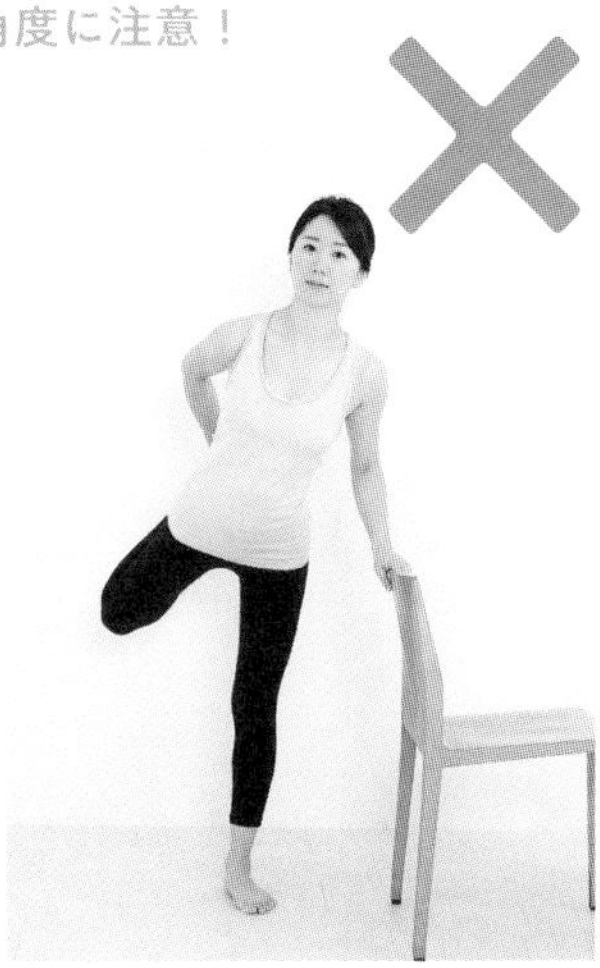

腰の前後のバランスが良くなると…

- ぽっこりお腹の解消
- ヒップアップ
- 腰痛の解消
- ひざの痛みの解消
- O脚・X脚の予防・改善
- 下半身の血行促進
- 循環機能の改善
- 運動機能が上がり、歩きやすくなる
- 生理不順・生理痛の改善

※効果の感じ方には個人差があります

❗ 痛みやしびれを感じたらストップ。無理しすぎず、心地よい程度に伸ばしてください

腰痛を引き起こす「反り腰」を改善

「前後のバランス」を整えるストレッチ 腰

ヒールの高い靴を履く女性に多く見られる反り腰。ハイヒールを履くと、前につんのめるような状態になるため、倒れないようにカラダの重心が後ろに行きがちに。すると、腰骨（腰椎）が反り返った弓なりの姿勢「反り腰」（31ページ）になるのです。また、座りっぱなしや立ちっぱなしの作業、運動不足、妊娠なども反り腰の引き金となります。

反り腰の人は胸を張っているため、一見「良い姿勢」ですが、実はカラダの前と後ろの筋肉のバランスがくずれ、さまざまな不調が生じやすい状態です。特に宿命といえるのが、慢性の腰痛。もともと腰椎は前へとカーブしていますが、そのカーブがきつくなり過ぎると背面の筋肉がうまく機能せず、その負担が腰まわりの筋肉にのしかかるのです。また、骨盤や股関節の安定に役立つお尻の筋肉（大殿筋《だいでんきん》、中殿筋《ちゅうでんきん》、梨状筋《りじょうきん》）の伸縮性が失われ、バランスよく歩けなくなったり、長く立っていられなくなることも。下半身の代謝にも影響し、冷えやむくみ、さらに婦人科系疾患も起こりやすくなります。

そこで行いたいのが、強くなりすぎた腰のカーブをゆるめるストレッチ。眠っていた筋肉を目覚めさせ、元のゆるやかなカーブへ導きます。腰のカーブが改善されると、慢性的な腰痛が和らぐほか、骨盤や股関節が安定して太ももの張りも軽くなり、脚の運びがスムーズになります。

きつくなりすぎた腰のカーブをゆるめる!

椅子に腰掛け、片方の脚をもう片方の脚にのせ、背筋を伸ばしたまま上体をゆっくりと前に倒します。お尻と骨盤まわりの筋肉をじんわり伸ばすことで、強くなり過ぎた腰のカーブをゆるめていきます。左右各15秒、トータル30秒のストレッチでOK!

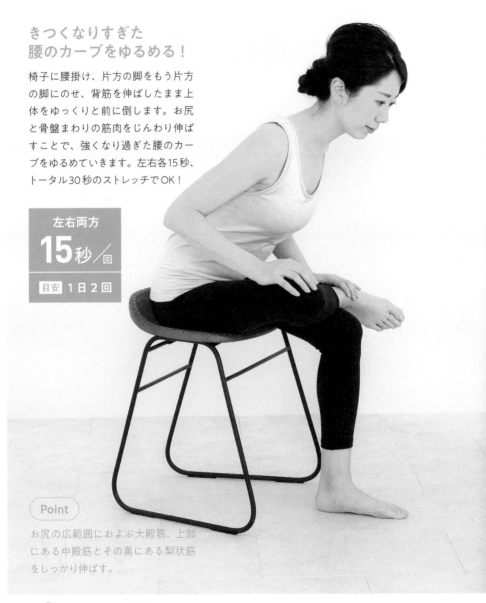

左右両方
15秒/回
目安 1日2回

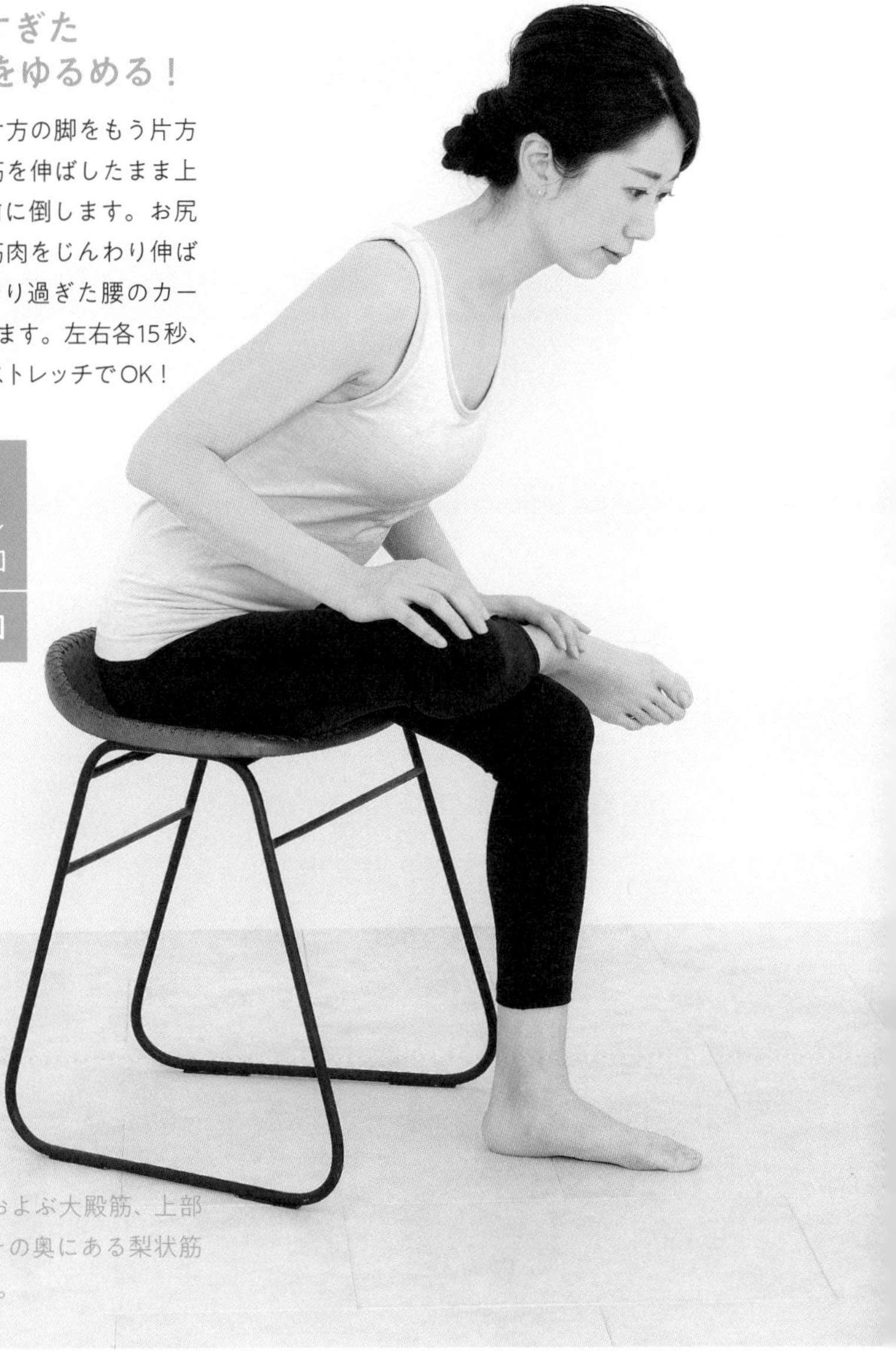

Point

お尻の広範囲におよぶ大殿筋、上部にある中殿筋とその奥にある梨状筋をしっかり伸ばす。

詳しい手順は次ページへ (ストレッチ前のセルフチェックはp.31)

「前後のバランス」を整えるストレッチ 腰

Stretch 4

1

椅子に座り、片方の脚をもう片方の脚の上にのせます。

のせた脚のくるぶしを太ももに置くと安定します。

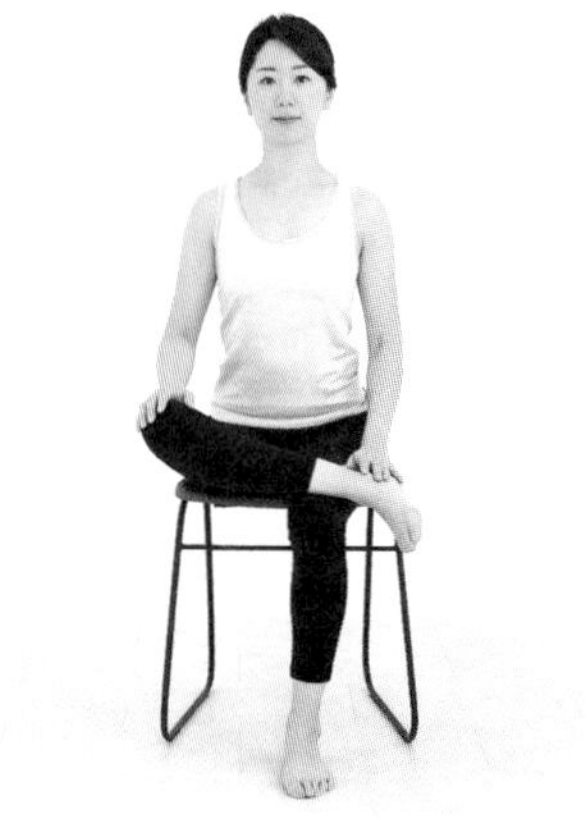

2

両手を、上げている脚のひざと足首付近に軽く添え、胸を脚のほうへゆっくりと近づけていきます。

ストップしたところで15秒間キープ。胸がくるぶしにつくあたりまで上体を倒すのが理想。

同じ要領で反対側のストレッチも行います。

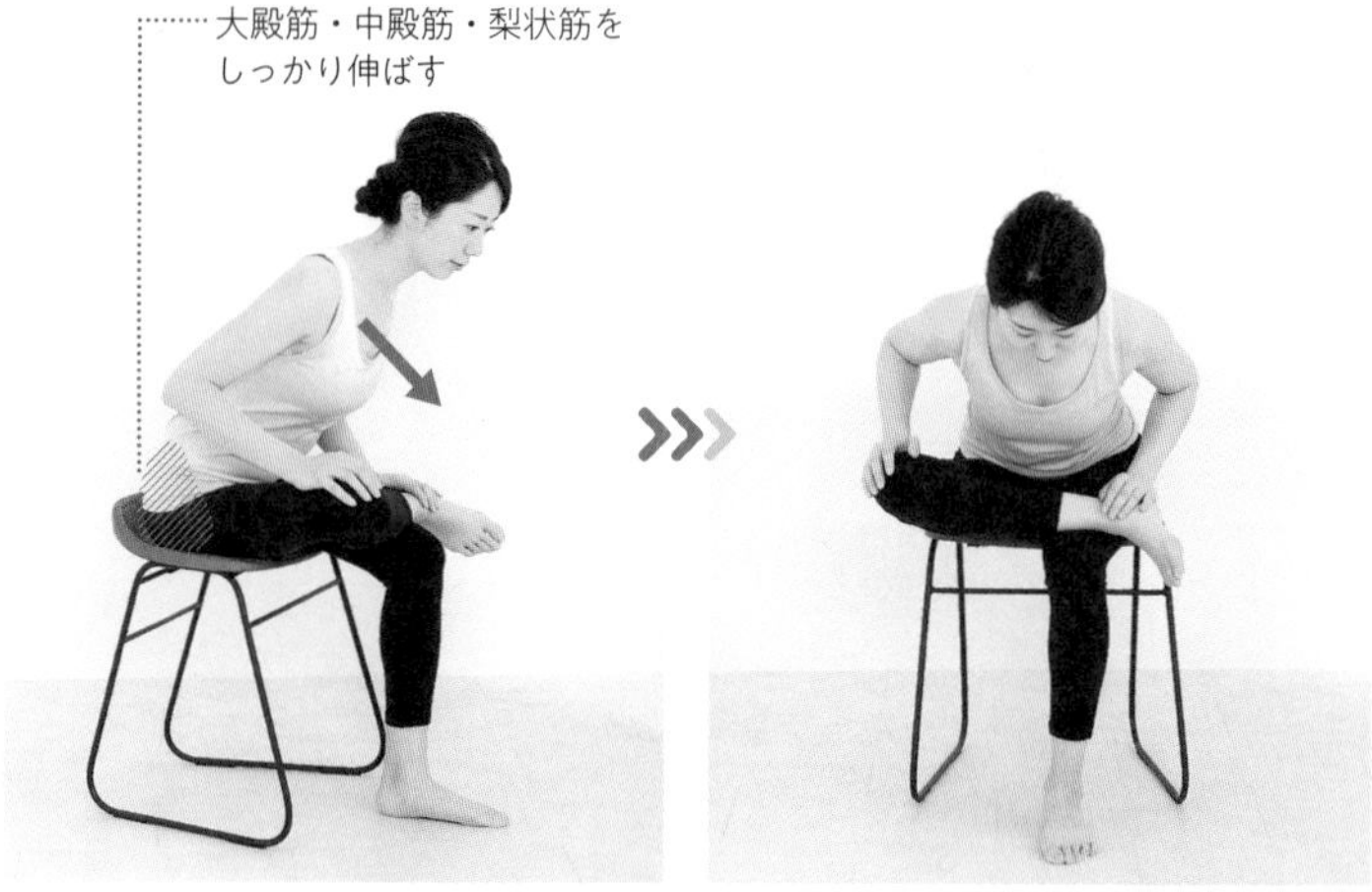

3 左右とも終わったら、腰まわりの筋肉の張りや下腹部の出方を確認。
さらにセルフチェック（p.31）で、腰のポジションを確認してみましょう。

上体を倒す前に要チェック

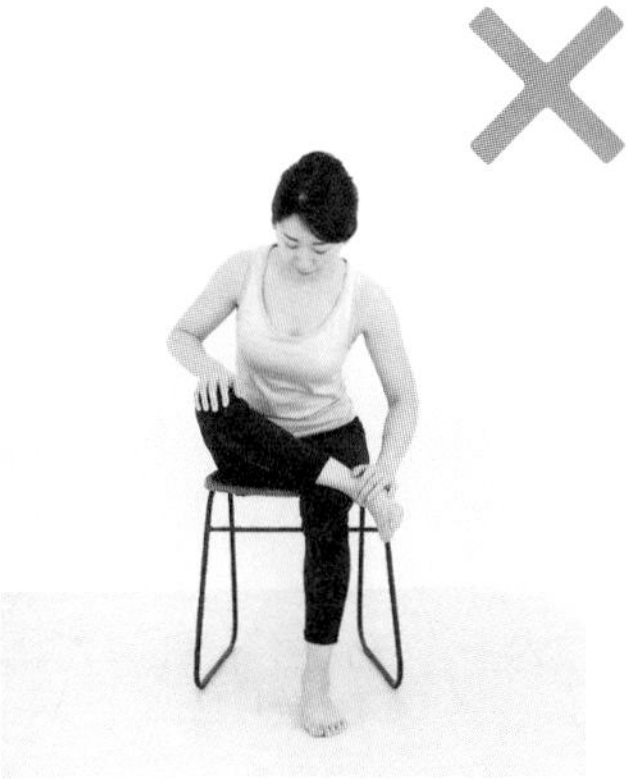

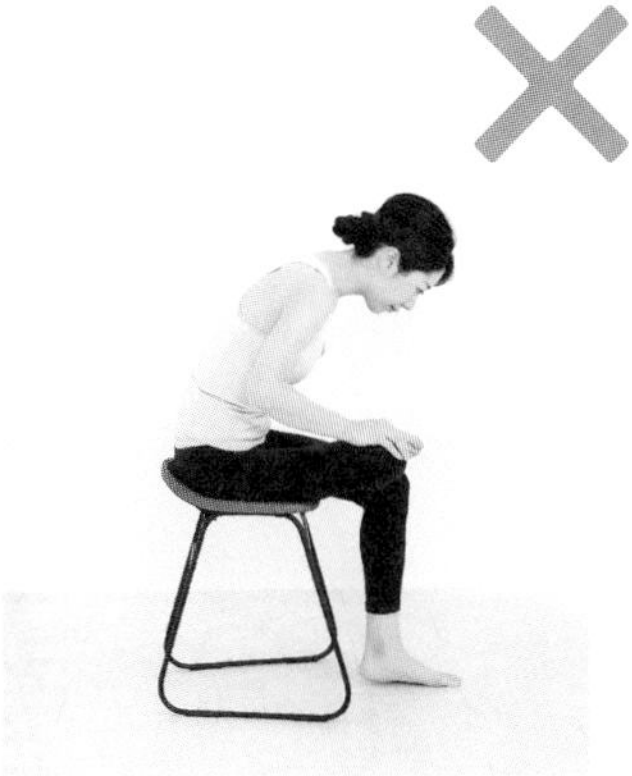

上体を前に倒すとき、背筋はまっすぐ、ひざはなるべく床と水平に。
背中が丸まったり、ひざが起き上がったりしていないか確認しましょう。

腰の前後のバランスが良くなると…

- 腰痛の解消
- ぽっこりお腹の解消
- ヒップアップ
- 循環機能の改善
- 下半身の血行促進
- 運動機能が上がり、歩きやすくなる
- 生理不順・生理痛の改善
- ひざの痛みの解消

※効果の感じ方には個人差があります

! 痛みやしびれを感じたらストップ。無理しすぎず、心地よい程度に伸ばしてください

Stretch 5

「左右のバランス」を整えるストレッチ　首

顔のゆがみをケア

考えごとをしながら頬づえをつく、髪の分け目が左右どちらかに寄っている……。そうした習慣がある人は、頭が左右のどちらかに傾きがち。実際に頬づえをしてみるとわかりますが、例えば右手で頬づえをつくと首から上が右に傾き、右の首筋や肩がややかたく詰まった感じになるはずです。この姿勢を取り続けるうちに首（頸椎）の傾きが固定され、右の筋肉は縮んだままに。一方の左の筋肉は、右へ引っ張られて伸びたままになります。

傾きをそのまま放っておくと、どちらか一方の首や肩のこりがひどくなり、ときには頭痛を起こすことも。首の神経が圧迫され、どちらかの手にしびれや痛みが出ることもあります。そればかりではありません。首の長さや顔の輪郭、目や眉の高さが左右で異なったり、口がゆがんだり、見た目にも少なからず影響が。その変化に気づきながらもケアの仕方がわからず、途方に暮れている人も多いのではないでしょうか。

でも、やるべきことは意外と簡単です。自分の手で傾きとは逆方向へ頭を引き寄せ、首のポジションのリセットをうながす。わずか15秒のストレッチを続けるだけ。頭がカラダの中心に戻れば、首筋や肩にかかる重量が等しく分散されるので、首・肩こりなどの不調が取り除かれます。気がかりな顔のゆがみも徐々に改善されていくでしょう。

片側のみ
15秒/回
目安 1日3回

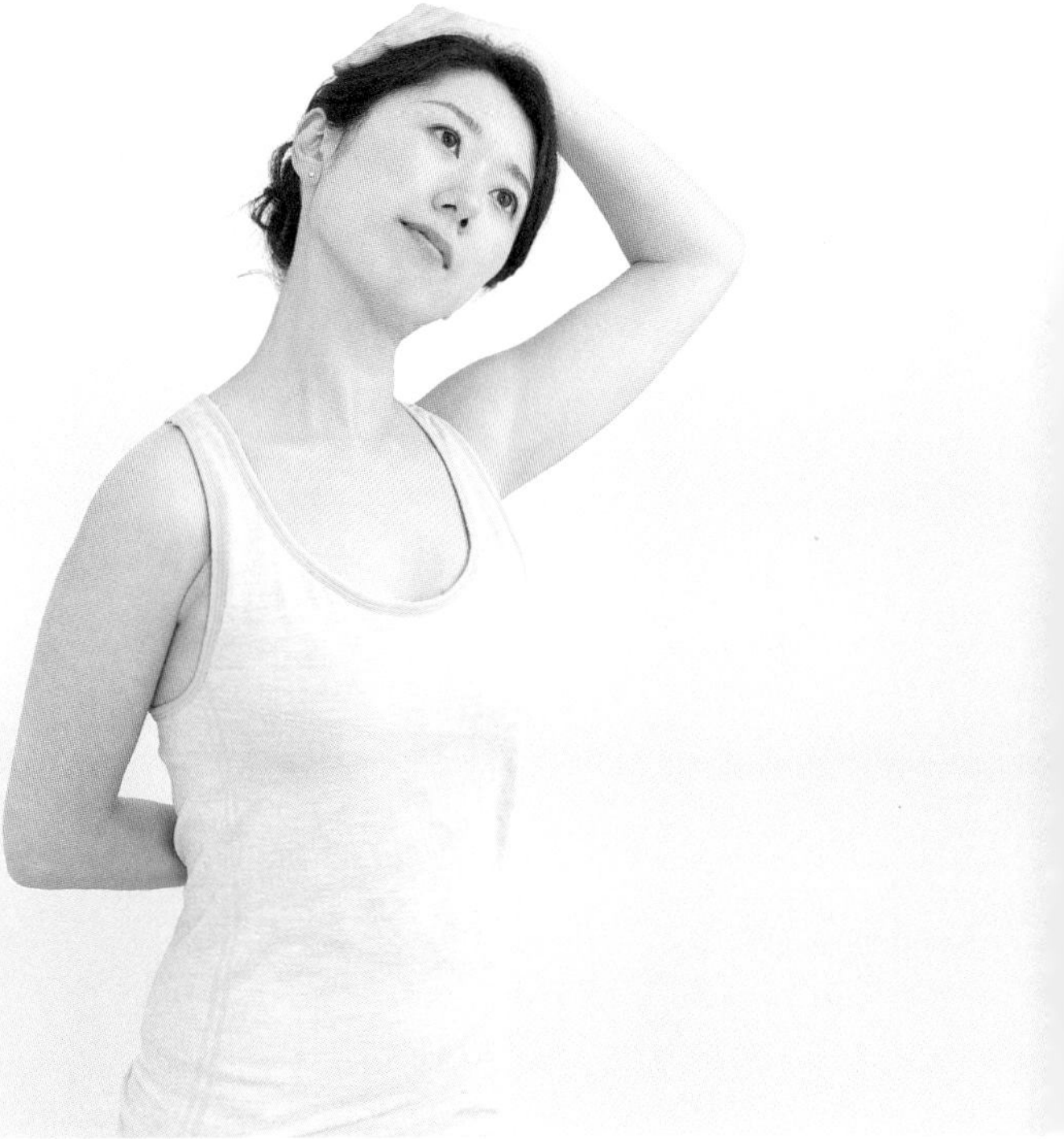

傾いた首を逆方向へ

首が傾いているほうの腕を背中へ回し、反対の手を耳の上あたりにかけてやさしく引き寄せます。首筋や肩まわりの筋肉を伸ばしながら、傾いた首を元のポジションへ。左右どちらか、傾きのあるほうだけを行います。

Point

腕を背中へ回して肩関節を開き、首や肩まわりの筋肉（僧帽筋《そうぼうきん》、三角筋《さんかくきん》、胸鎖乳突筋《きょうさにゅうとつきん》）を伸ばす。頭を引き寄せるだけだと僧帽筋の一部しか伸びないが、このストレッチでは腕を背中に回すことで複数の筋肉を一度に伸ばすことができる。

詳しい手順は次ページへ　（ストレッチ前のセルフチェックは p.35）

「左右のバランス」を整えるストレッチ 首 Stretch 5

ストレッチは左右どちらかのみを行いましょう
写真は首が右側に傾いている場合のストレッチです

1 首が傾いているほうの腕を背中へ回します。ひじの角度は90度に。
反対の手を、傾いているほうの側頭部（耳の上あたり）に置き、やさしく引き寄せます。首はまっすぐ横へ倒します。

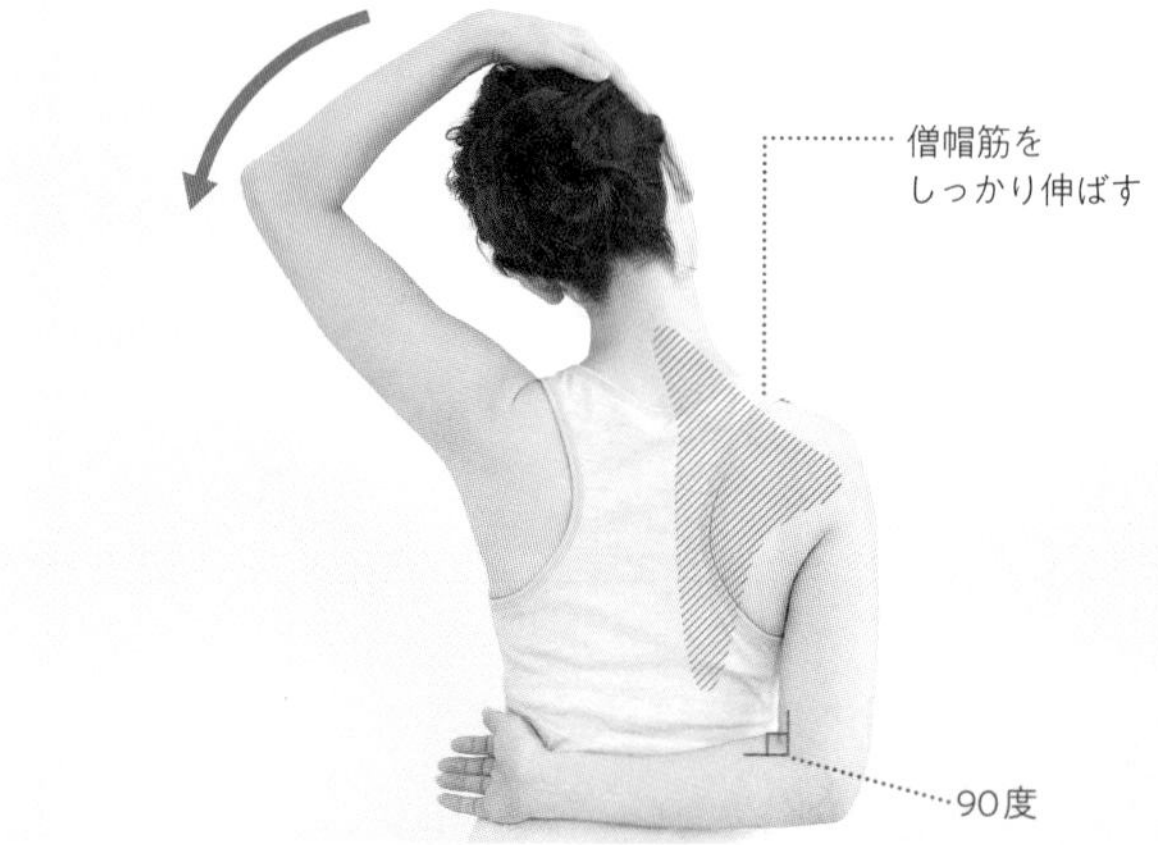

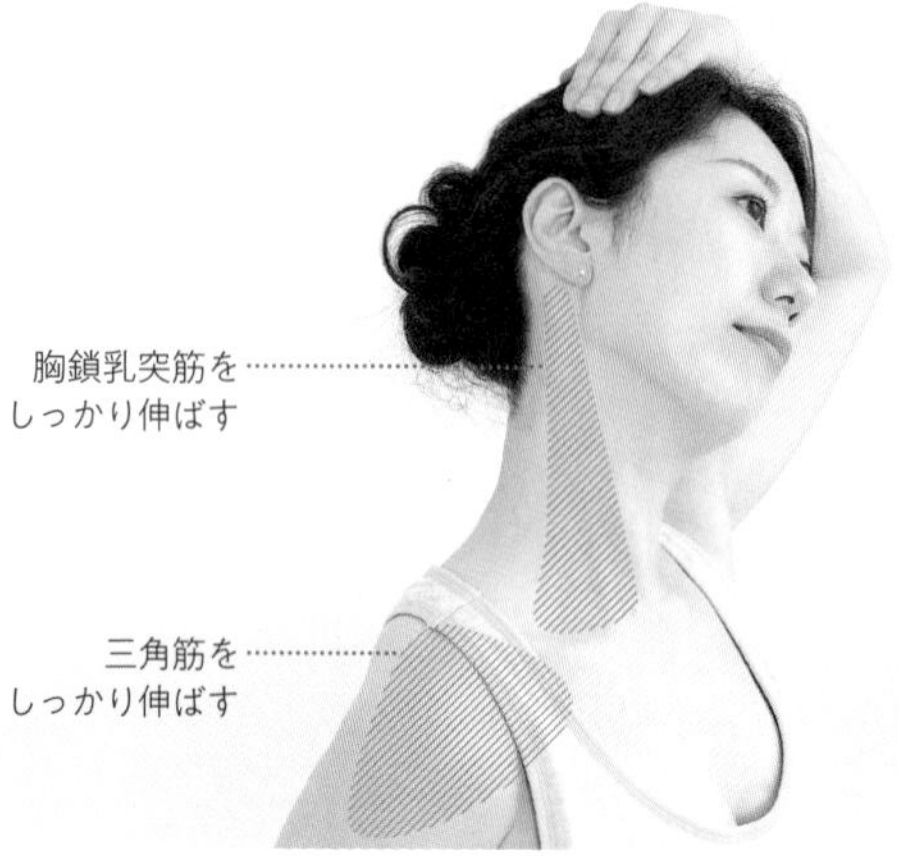

2

首が止まったところで、
15秒間キープします。

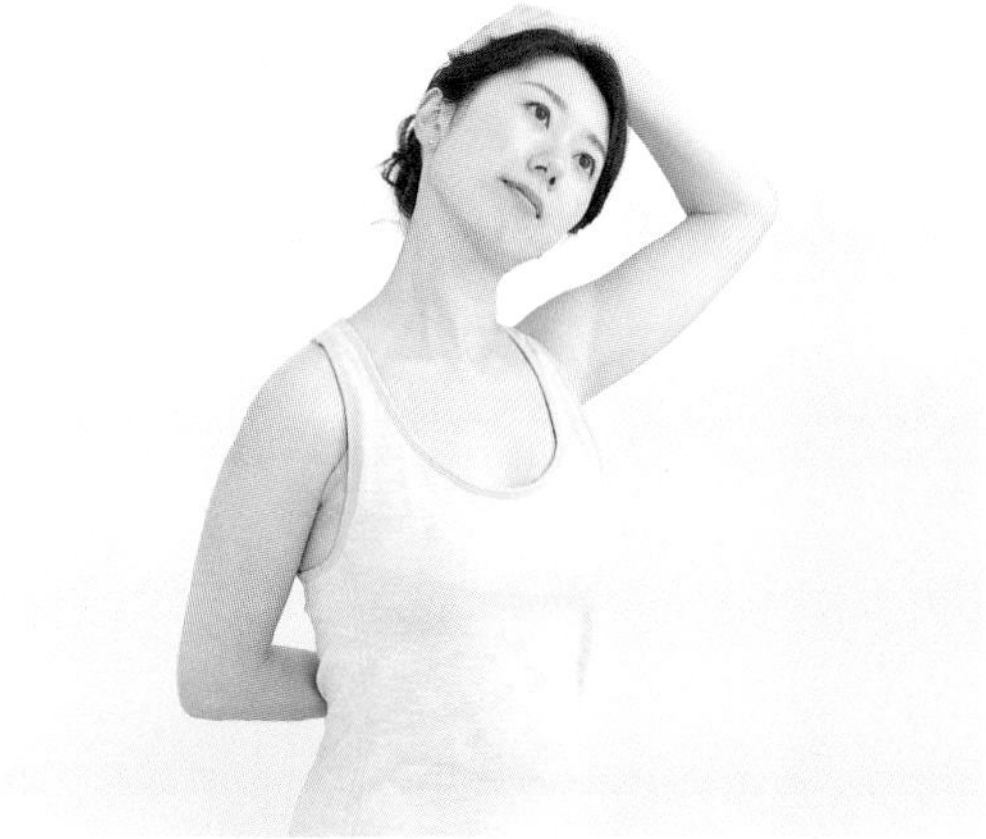

3

終わったら首筋や肩まわりの筋肉のほぐれ具合を確認。
さらにセルフチェック(p.35)で、首のポジションを確認してみましょう。

必ず真横へ引き寄せる

手を置く位置や引き寄せる方向がアバウトになると、頭が斜め前に倒れてねじれの元に。必ず肩と水平になるよう真横へ引き寄せましょう。

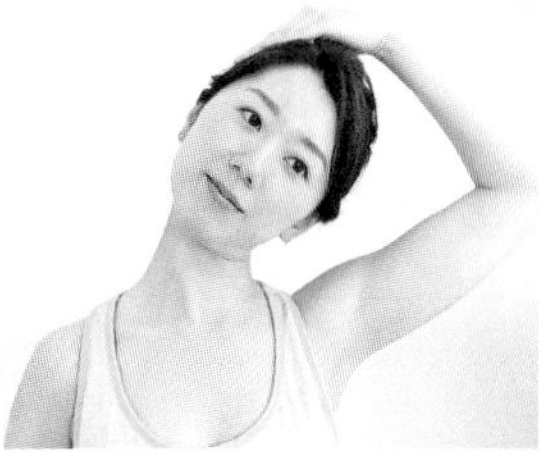

首の左右のバランスが良くなると…

- 首こりの解消
- 肩こりの解消
- 筋収縮性頭痛の解消
- 自律神経のバランスが整い、疲れにくくなる
- あごまわりがすっきりする
- 歯の噛み合わせの改善
- バストアップ

※効果の感じ方には個人差があります

❗ 痛みやしびれを感じたらストップ。無理しすぎず、心地よい程度に伸ばしてください

Stretch 6

つらい肩こりを解消

「左右のバランス」を整えるストレッチ 肩

重たいバッグを手に持って、あるいは肩にかけて歩く。そんなごく当たり前の行動が、肩の左右バランスをくずす大きな要因の一つ。こまめに持ち替えていればまだよいのですが、たいていの人は右か左、どちらかで持つクセがついているため、肩の高さにはっきりとした差が出がちです。必ずしもバッグを持つほうの肩が上がるとは限らず、腰（骨盤）のずれをともなって肩が下がっている人も見受けられます。バッグの持ち方のほか、片方の手に負担がかかる作業を続けている人、同じ向きで寝るクセがある人も、肩の高さの左右差に要注意です。

一方の肩が下がると、背骨は同じ方向へしなり、左右の筋肉バランスがくずれます。傾いたほうの広《こう》背筋《はいきん》や肩甲挙筋《けんこうきょきん》などが縮み、ひどい肩こりや背中の張り、腕が上がらないといったトラブルが出始めます。さらには肩につられて骨盤にも左右差が生じ、股関節やひざの痛みが出てくるケースもあります。

目指すべきは、下がった肩を引き戻し、肩の高さの左右差を限りなくゼロに近づけること。肩・背中まわりの筋肉、さらに脇腹の筋肉まで広く働きかけるストレッチがその手助けをします。つらい肩こりの症状が和らぐだけでなく、重心のバランスが安定することで、立ち姿や歩き方が美しく見える効果も期待できます。

片側のみ
15秒／回

目安 1日2回

下がった肩を引き戻す！

脚を肩幅くらいに開いて立ち、両腕を真上に高く上げます。肩が下がっているほうの手首を、もう一方の手でつかみ、つかんだ手のほうへ上体ごと引き寄せます。肩甲骨まわりや脇腹の筋肉が伸び切ったところで、15秒間キープ。

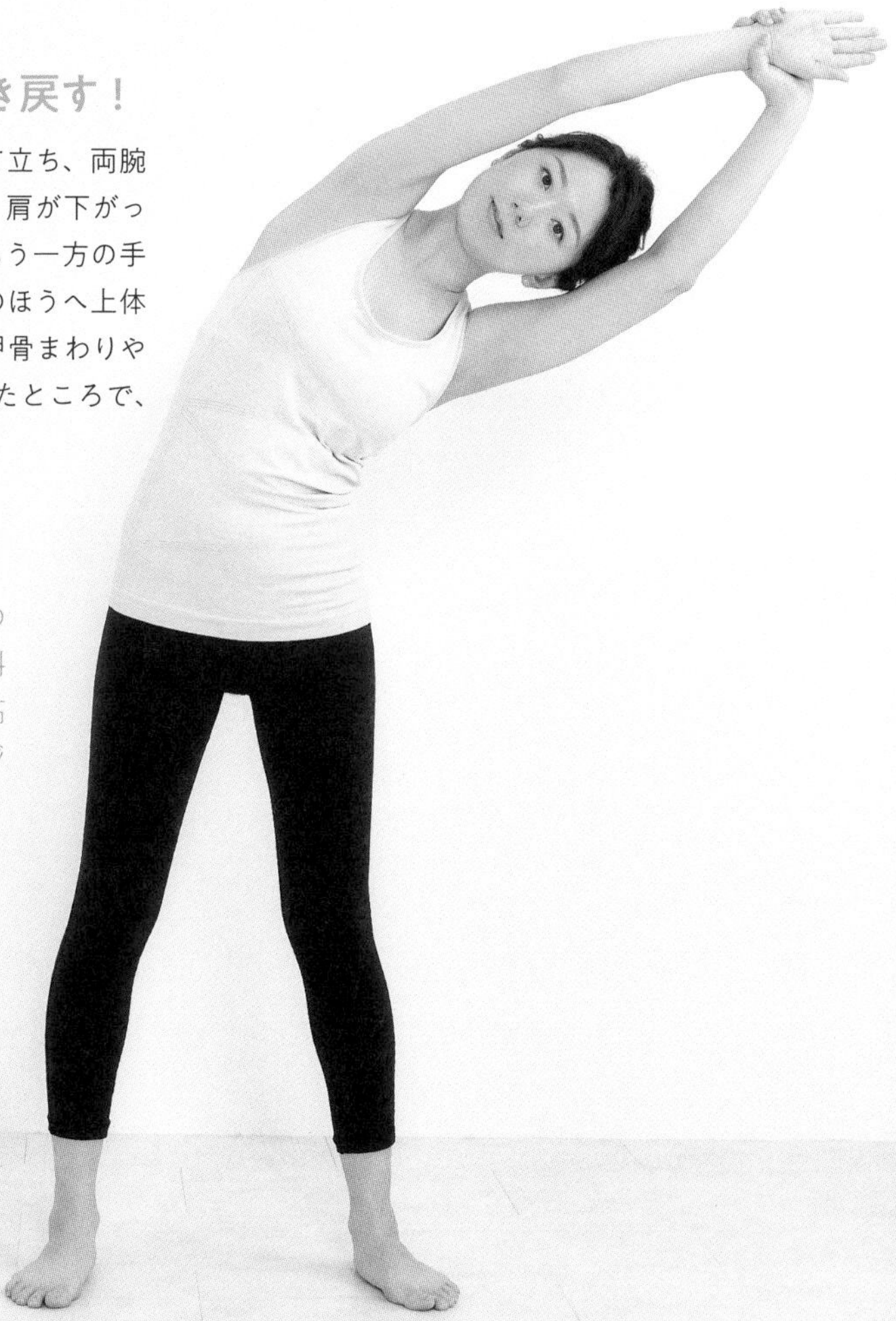

Point

肩が下がっているほうの広背筋や肩甲挙筋、腹斜筋を伸ばし、柔軟性を高めながら肩を正しいポジションへ導く。

詳しい手順は次ページへ （ストレッチ前のセルフチェックは p.37）

「左右のバランス」を整えるストレッチ 肩

Stretch 6

ストレッチは左右どちらかのみを行いましょう
写真は左肩が下がっている場合のストレッチです

1 脚を肩幅くらいに開いて立ち、両腕を耳の真横まで高く上げます。
肩が下がっているほうの手首を、もう一方の手でつかみ持ち上げます。

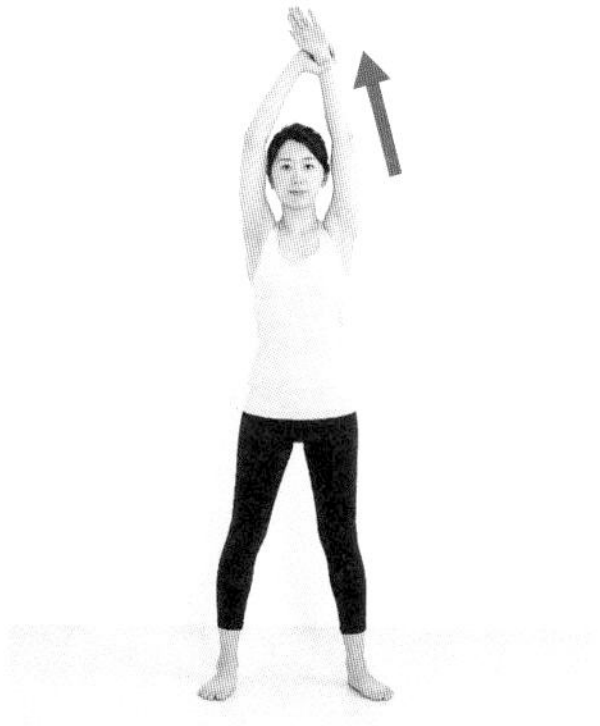

2 そのまま上体をゆっくりと真横へ倒していきます。肩甲骨まわりや脇腹・背中の筋肉が伸び切ったところで、15秒間キープします。

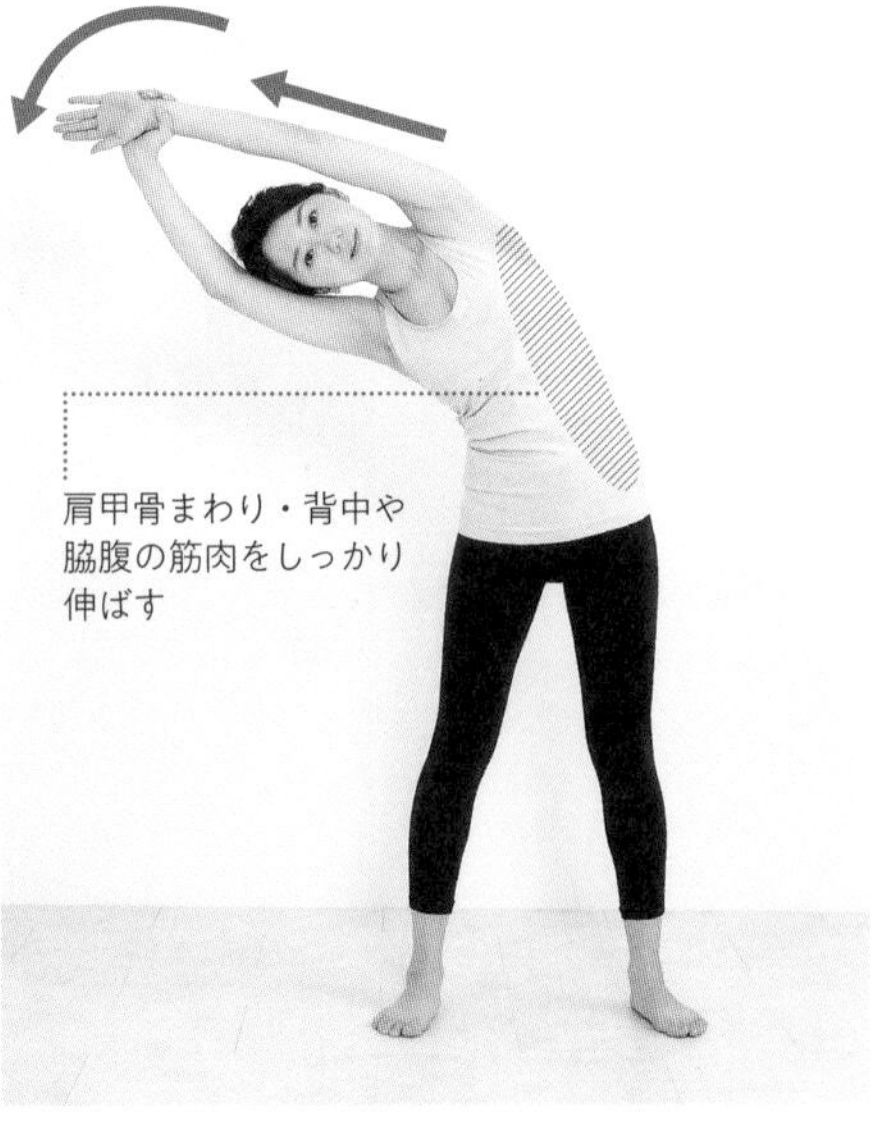
肩甲骨まわり・背中や
脇腹の筋肉をしっかり
伸ばす

3 終わったら肩甲骨まわりや脇腹の筋肉、肩関節のほぐれ具合を確認。さらにセルフチェック(p.37)で、肩のポジションを確認してみましょう。

両腕は高く、まっすぐ

両腕は耳の真横までまっすぐ上げて、持ち上げた手をそのまま耳に引き寄せる意識で真横に倒していきます。腕や上体が前後にブレると、肩を正しいポジションへ導けなくなるので注意。

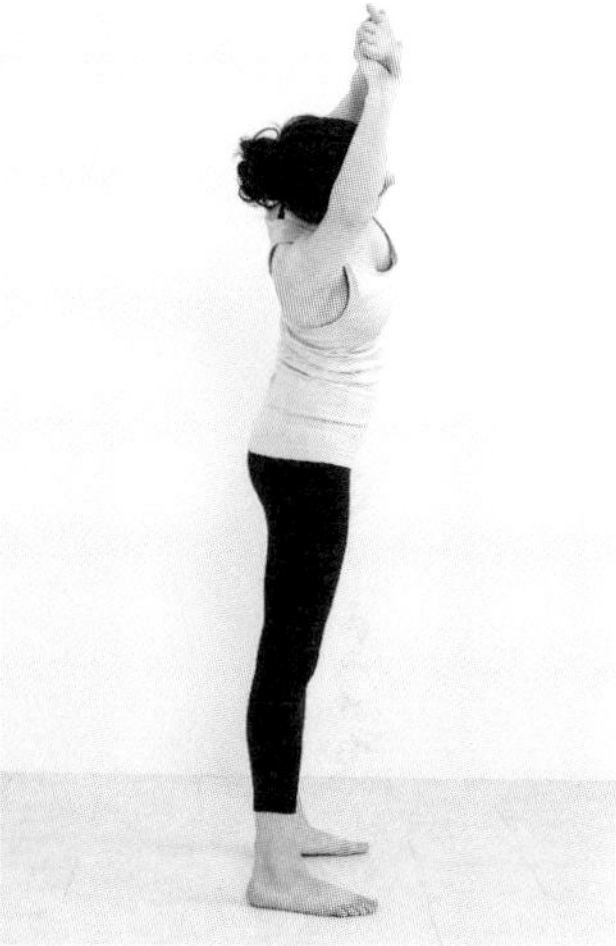

肩の左右のバランスが良くなると…

- 肩こりの解消
- 肩関節の柔軟性アップ
- 首・肩まわりがすっきりする
- 四十肩・五十肩の予防
- 重心が安定し、歩き方がきれいに

※効果の感じ方には個人差があります

痛みやしびれを感じたらストップ。無理しすぎず、心地よい程度に伸ばしてください

Stretch 7

「左右のバランス」を整えるストレッチ 腰

女性の大敵「冷え性」を改善

手足の先が冷え、カラダが温まりにくい「冷え性」。女性の約7割以上が冷え性というリサーチ結果もあるほど、女性にとっては身近で切実な問題です。主な原因として、血液循環の悪化、自律神経の乱れ、女性ホルモンの乱れなどが挙げられますが、実はどれも骨盤のゆがみと深く関係しています。女性の骨盤は妊娠・出産がしやすいよう、横幅が広く、柔軟性に優れたつくりになっているため、男性よりもゆがみが出やすいのです。

なかでも、骨盤が左右のどちらかへ傾くゆがみは、誰もがなりやすいパターン。床に横座りをしたり、椅子に足を組んで座ったりすることで骨盤が傾斜し、下がったほうへ重心が偏ります。すると骨盤まわりの筋肉に負担がかかり、その結果、血行不良やホルモンバランスの乱れといった冷え性につながる不具合が起こりがちに。冷え性にとどまらず、疲れのとれにくさや下半身のむくみ、生理痛がひどくなったりすることもあります。

冷え性には入浴やスポーツも有効ですが、もっと手軽に改善できる方法もあります。それが、骨盤まわりのこり固まった筋肉にほどよい刺激を与え、骨盤の傾きを正していくストレッチ。ウエストのくびれが左右対称になったり、脚のラインがきれいに整ったりと、嬉しい美容効果もついてきますよ。

片側のみ
15秒／回
目安 1日2回

下がった側の骨盤をUP

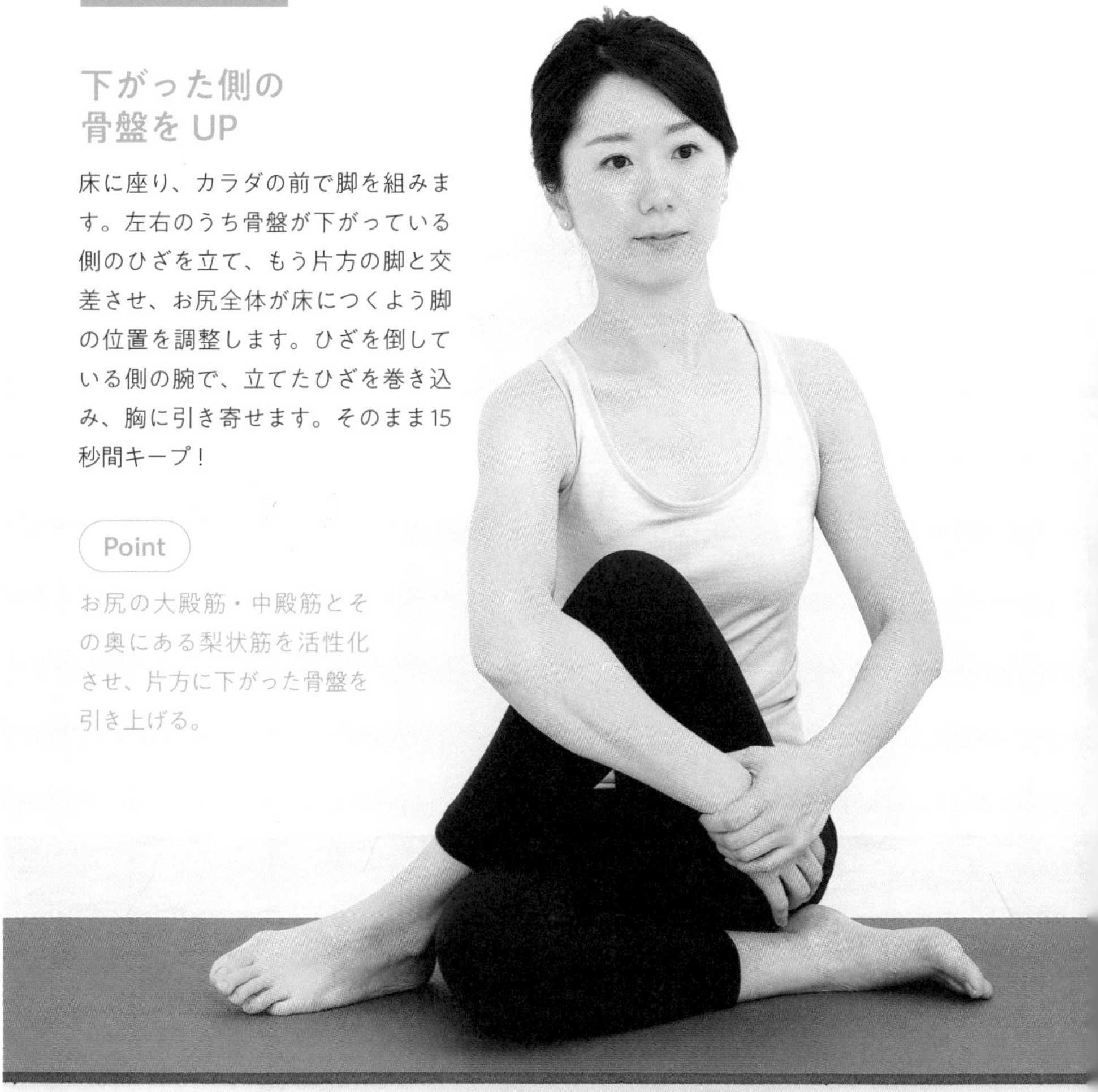

床に座り、カラダの前で脚を組みます。左右のうち骨盤が下がっている側のひざを立て、もう片方の脚と交差させ、お尻全体が床につくよう脚の位置を調整します。ひざを倒している側の腕で、立てたひざを巻き込み、胸に引き寄せます。そのまま15秒間キープ!

Point

お尻の大殿筋・中殿筋とその奥にある梨状筋を活性化させ、片方に下がった骨盤を引き上げる。

詳しい手順は次ページへ　(ストレッチ前のセルフチェックは p.39)

「左右のバランス」を整えるストレッチ 腰　Stretch 7

ストレッチは左右どちらかのみを行いましょう
写真は骨盤の左側が下がっている場合のストレッチです

1 床に座って背筋を伸ばし、カラダの前で軽く脚を組みます。

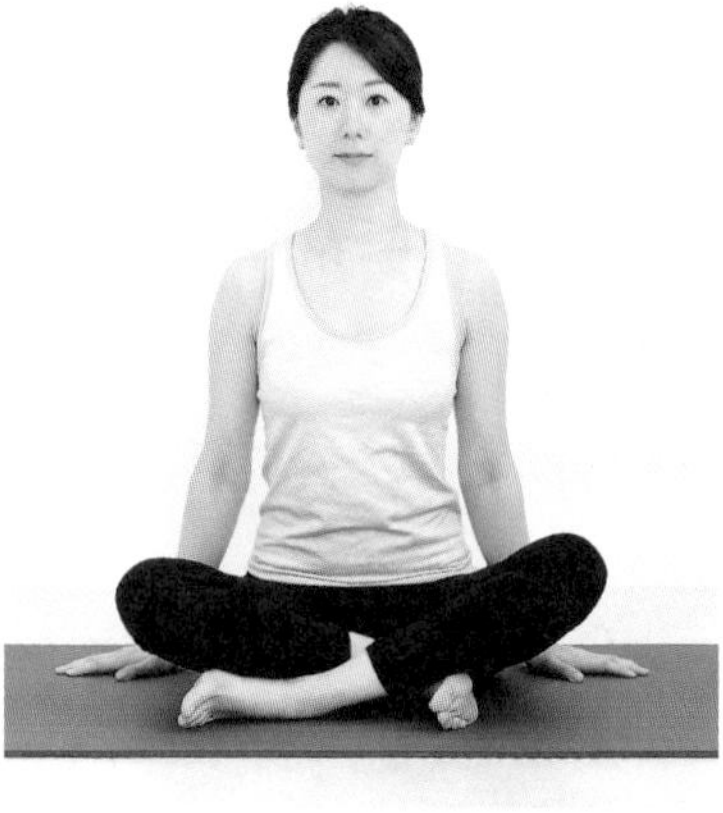

2 左右のうち骨盤が下がっている側のひざを立て、反対側の手を添えながらもう片方の脚と交差させます。お尻全体が床につくように、脚の位置を調整しましょう。

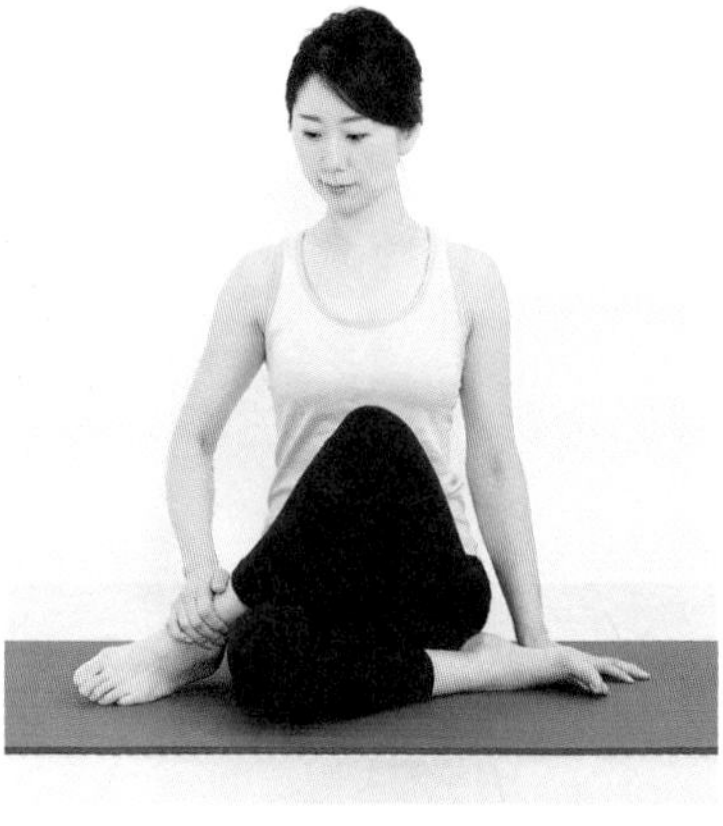

3 ひざを倒している側の腕で、立てたひざを抱え込み、胸に引き寄せたら15秒間キープ。

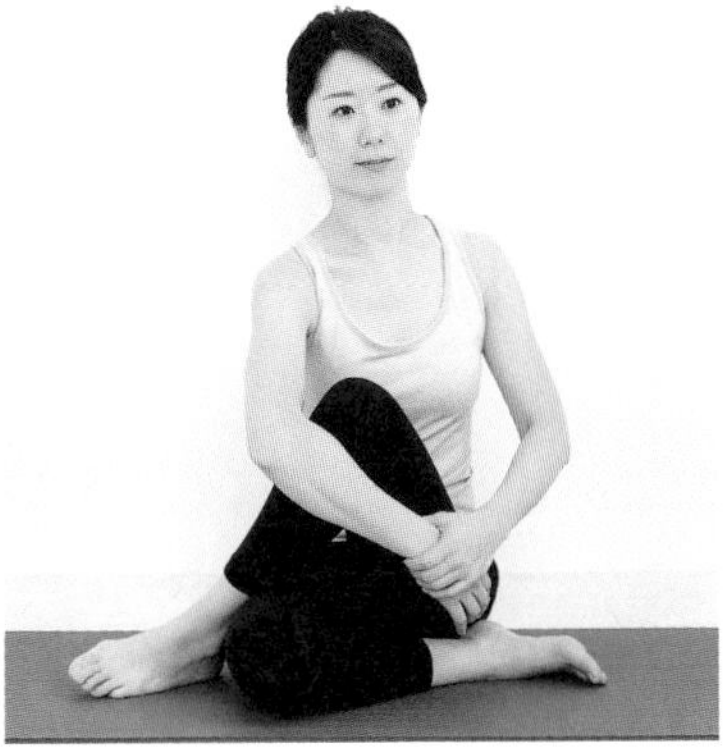

4 終わったら骨盤まわりの筋肉のほぐれ具合を確認。
さらにセルフチェック（p.39）で、腰のポジションを確認してみましょう。

上体は起こしたままで！

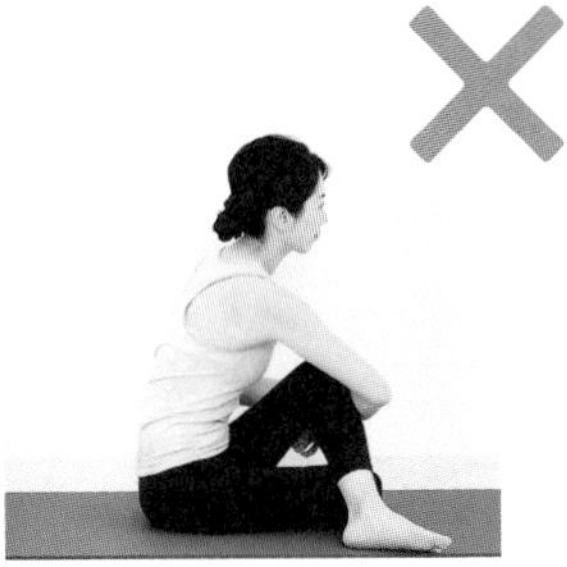

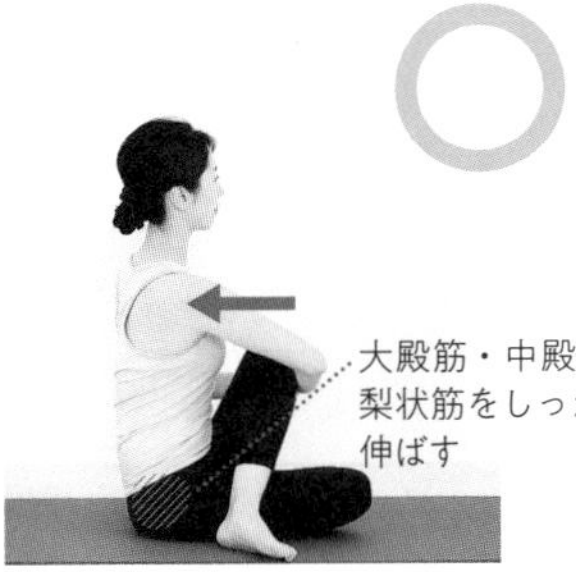

背中を丸めて、胸をひざに近づけるのはNG。背筋を伸ばし上体を起こしたまま、ひざを胸に引き寄せるようにしましょう。

腰の左右のバランスが良くなると…

- 冷え性の改善
- 下半身のむくみ解消
- 生理不順・生理痛の改善
- 重心が安定し、歩き方がきれいに
- ウエストのくびれが左右対称に
- O脚・X脚の予防・改善
- ヒップアップ

※効果の感じ方には個人差があります

! 痛みやしびれを感じたらストップ。無理しすぎず、心地よい程度に伸ばしてください

慢性頭痛や不眠の悩みに

「ねじれ」を解消するストレッチ 首

同じ姿勢で長時間にわたる仕事や睡眠中の姿勢などが原因となって、顔の向きがカラダの中心から右、あるいは左へと横に回ってしまう「ねじれ」。このとき、頭を支える頸椎の関節も本来の位置から回旋しています。たとえ数ミリ程度のねじれであっても、重たい頭を支えながらバランスを保っている骨や筋肉にとっては大きな負担となります。首から肩にかけての筋肉が片方に引っ張られるので、首が動かしづらくなり、首・肩のこりや頭痛はひどくなる一方に。やがて脊髄神経にまで影響がおよび、不眠やめまいといったより深刻な症状も現れるようになります。また、目がとても疲れるという人は、頸椎の上部から出ている視神経がねじれの影響を受けている可能性も。

これらの不調をカラダが発するシグナルと捉えて、ねじれた首を元のポジションに戻すストレッチに取り組みましょう。引っ張られ続けている筋肉の緊張をほぐし、左右の筋肉のバランスを整えることが首のポジション修正に役立ちます。

首のねじれがとれると、筋肉の伸縮性がアップするだけでなく、血流や神経の通りも良くなります。頑固な肩こりや頭痛が和らぎ、夜はぐっすり眠れるようになるでしょう。睡眠の質が向上すれば、疲れがとれやすくなるので、意欲や集中力のアップにもつながります。

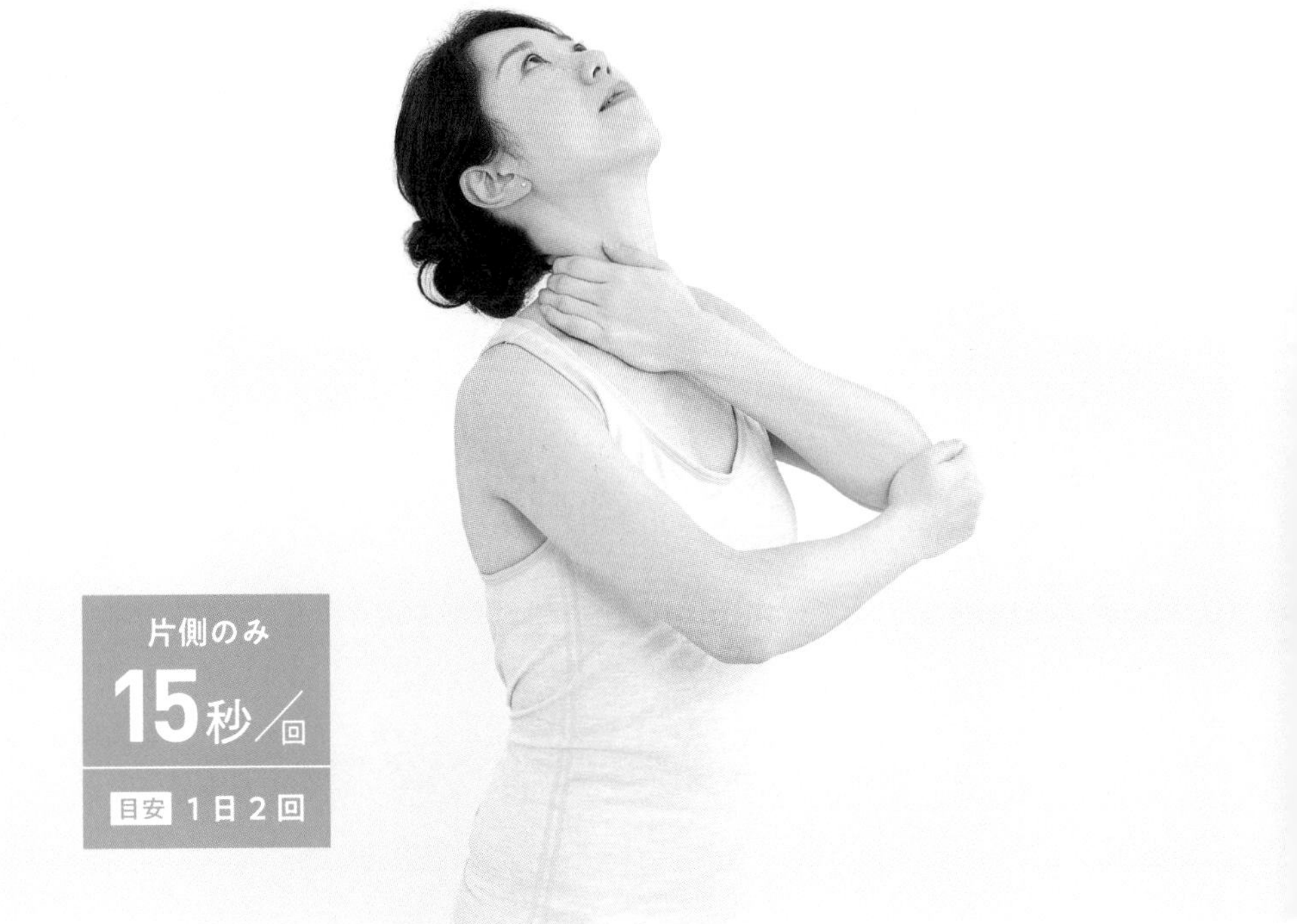

片側のみ

15秒／回

目安 1日2回

首関節のねじれをほどく！

ねじれている方向と反対の腕を首の後ろに回し、頸椎の棘突起のそばに指を当てます。もう一方の手でひじを横方向(外側)へ押しながら、頭をゆっくりと後ろへ倒します。指の位置を上下にずらし、同じ動作を繰り返しましょう。１か所５秒、計３か所でトータル15秒。

Point

ねじれによって特に縮んでいるほうの首・肩まわりの筋肉（胸鎖乳突筋、僧帽筋、斜角筋など）を伸ばし、頸椎の関節の柔軟性を取り戻す。七つある頸椎に効果的に働きかけるよう上・中・下の３か所程度を押さえながら首を動かすのがポイント。

詳しい手順は次ページへ （ストレッチ前のセルフチェックは p.43）

「ねじれ」を解消するストレッチ 首　Stretch 8

ストレッチは左右どちらかのみを行いましょう
写真は首が右側にねじれている場合のストレッチです

1 頭をうつむけ、ねじれているほうと反対の腕を前から首の後ろへ回し、頸椎の出っ張り（棘突起）の横に指を置きます（左ページの指を置くポイント参照）。その腕のひじに、もう片方の手を内側から当てます。

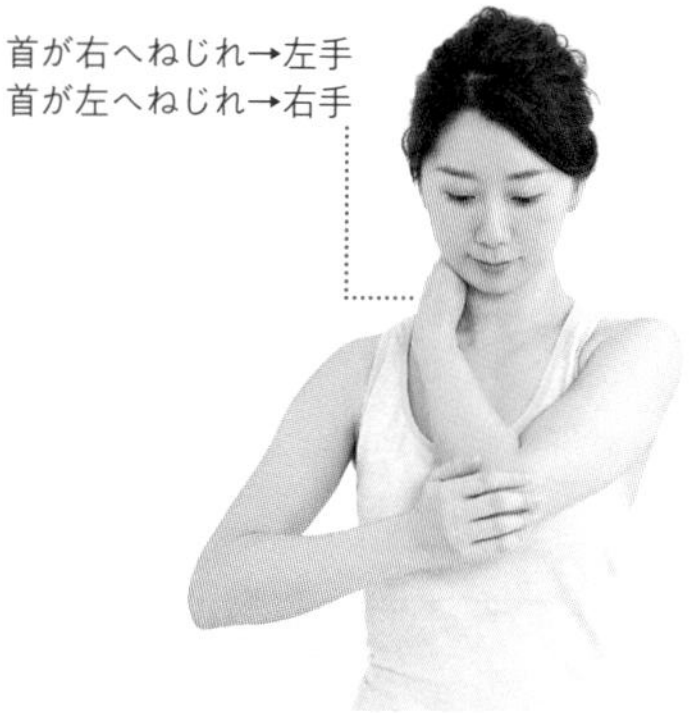

2 ひじに当てた手を真横（外側）へ押すことで首に当てた手の指先に力を加え、そのまま頭をゆっくりと真後ろへ倒していきます。上を向いた状態で５秒間キープ。

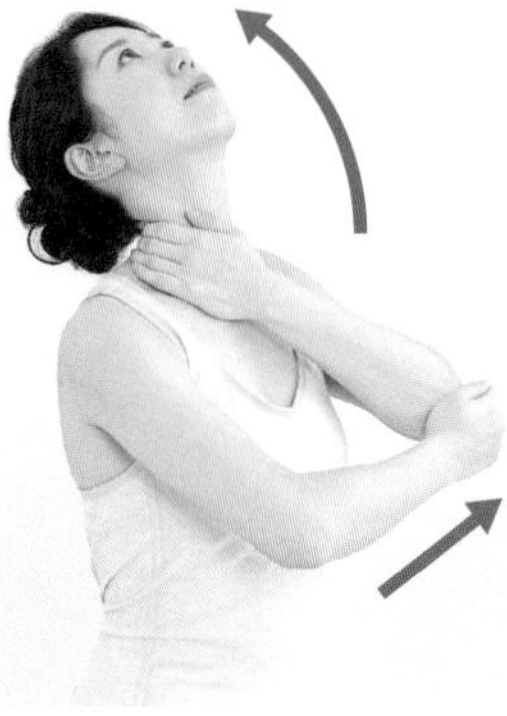

3

頸椎の出っ張りに沿って指の位置を上にスライドし、再び 1・2 を行います。さらに指の位置を上げ、もう一度 1・2 を行います。

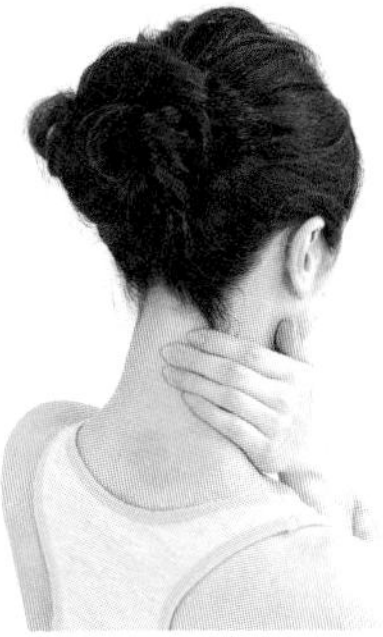

4

終わったら、指を外して首が左右に回しやすくなっているか確認。さらにセルフチェック（p.43）で、首のポジションを確認してみましょう。

指を置くポイント

A・B・Cの順に、それぞれ1～2cm離れたところに指を置いて、ストレッチを行いましょう。

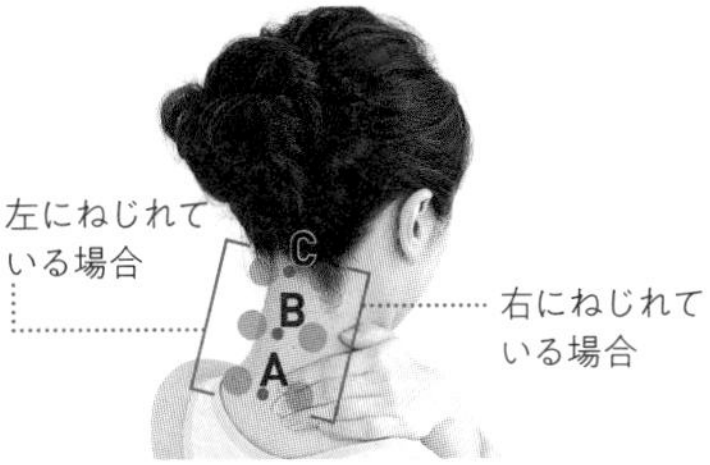

首のねじれがなくなると…

- 首こりの解消
- 肩こりの解消
- 筋収縮性頭痛の解消
- 目の疲れの解消
- 眠りが深くなる
- 自律神経のバランスが整い、疲れにくくなる
- 首・肩まわりがすっきりする
- 顔の左右バランスが整い、小顔に

※効果の感じ方には個人差があります

! 痛みやしびれを感じたらストップ。無理しすぎず、心地よい程度に伸ばしてください

Stretch 9

「ねじれ」を解消するストレッチ 肩

背中の張り・痛みをケア

デスクワーク中心の人や、バッグを同じほうの肩にかけるクセのある人に起こりがちな肩のねじれ。背骨を軸に上体が左右どちらかに回旋し、一方の肩が前へ、もう一方の肩が後ろに引いている状態を指します。右方向へねじれているとすると、背中の筋肉は右側が縮み、左側が引っ張られて伸びたままに。その結果、引っ張られている左側の背中の張りが強くなり、ときには痛みが生じます。肩関節の動きが悪くなるため、腕の上げ下げがしづらくなる場合もあるでしょう。

さらに、肩のねじれがある人は猫背になりがちです。これは一方の肩が前にずれた不安定感を補おうとして、もう一方の肩も前に出るから。結局、ねじれと猫背のダブルパンチを受けることになり、背中の張りは全面に広がり、逆に胸の筋肉はちぢこまって横隔膜を圧迫し、呼吸もしづらくなります。

では、どうすればねじれを解消できるのか。要は、こわばった筋肉の働きを良くして肩まわりの関節を正しいポジションへ導いてあげればよいのです。ここで紹介するストレッチはまさにそれをねらったもの。肩のねじれがとれると、背中の張りや猫背が解消されると同時に、縮んでいた胸の筋肉（大胸筋）がほどよく伸び、バストアップ効果が期待できます。首から肩にかけてのラインも左右対称に整い、服をきれいに着こなせるようになりますよ。

ねじれた肩を引き寄せる

肩が後ろへ引いているほうの手首を反対の手でつかみ、つかんだほうと同じ側の脚を斜め前へ出します。上体をゆっくりと前に倒し、脚を出した方向へ回しながら、手首をつかんでいる手を同じ方向へ引っ張ります。背中の筋肉が伸びきったと感じたところで15秒間キープ。

Point

一方は縮んだまま、もう一方は伸びきったままになっている広背筋に逆の動きを与え、肩まわりの筋肉も伸ばす。

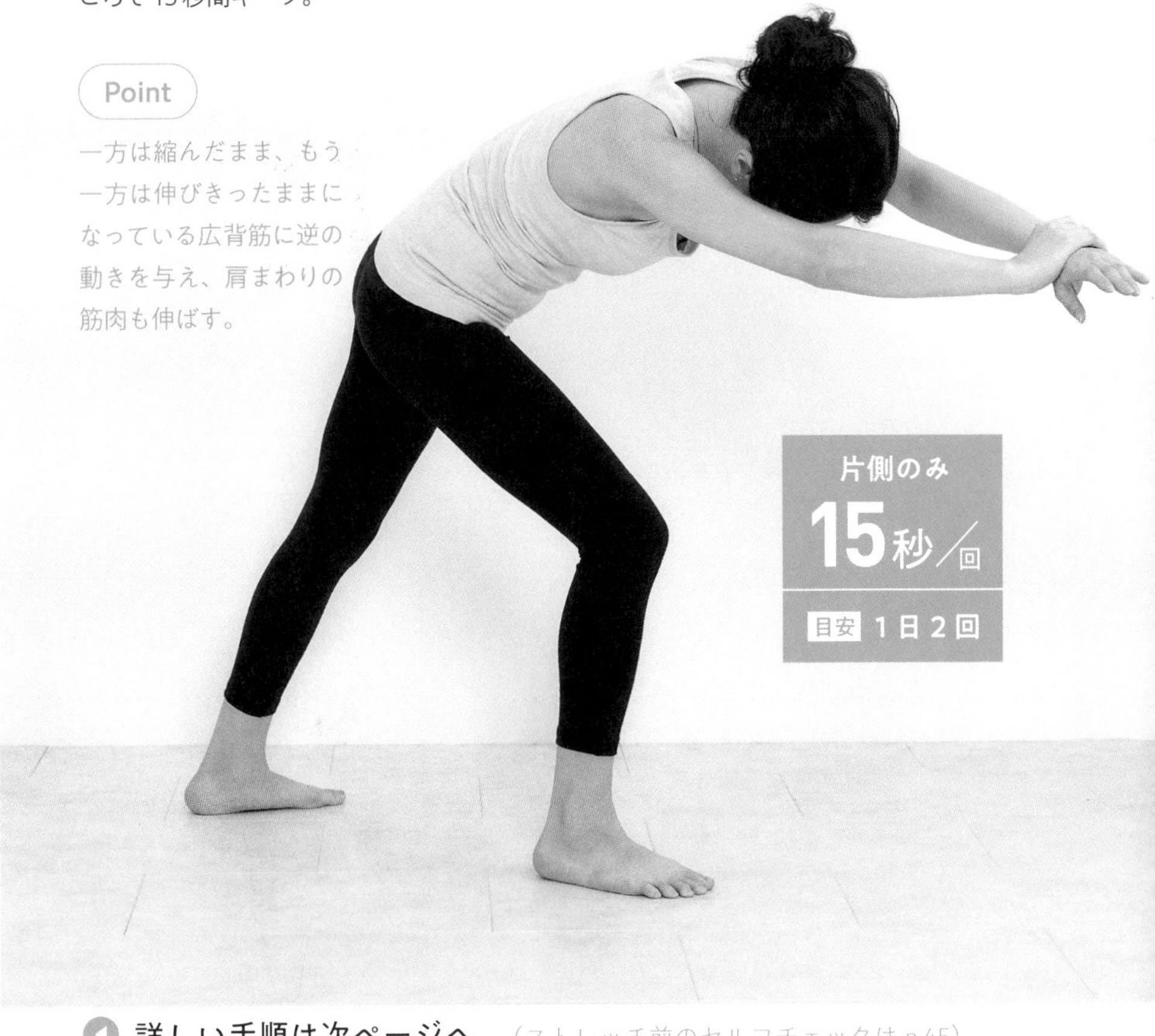

片側のみ
15秒／回
目安 1日2回

詳しい手順は次ページへ （ストレッチ前のセルフチェックは p.45）

「ねじれ」を解消するストレッチ 肩　Stretch 9

ストレッチは左右どちらかのみを行いましょう
写真は右肩が後ろに引いている場合のストレッチです

1　両脚を肩幅くらいに開きます。頭の上で肩が後ろへ引いているほうの手首を、反対側の手でつかみます。つかんでいる手と同じ側の脚を、大きく斜め45度前へ出します。

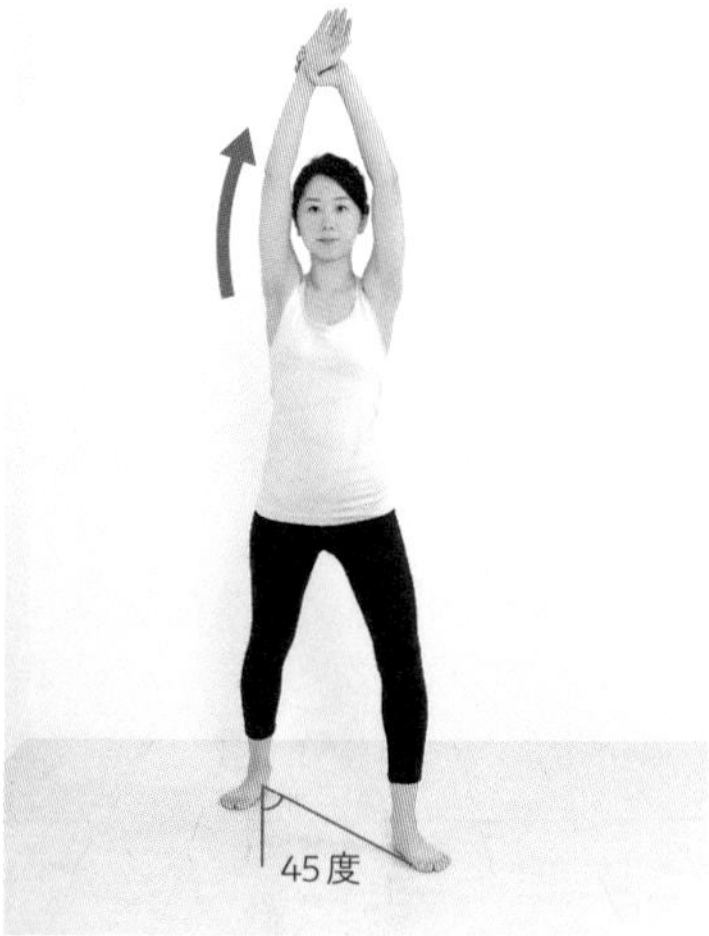

2　上体を前へゆっくりと倒します。

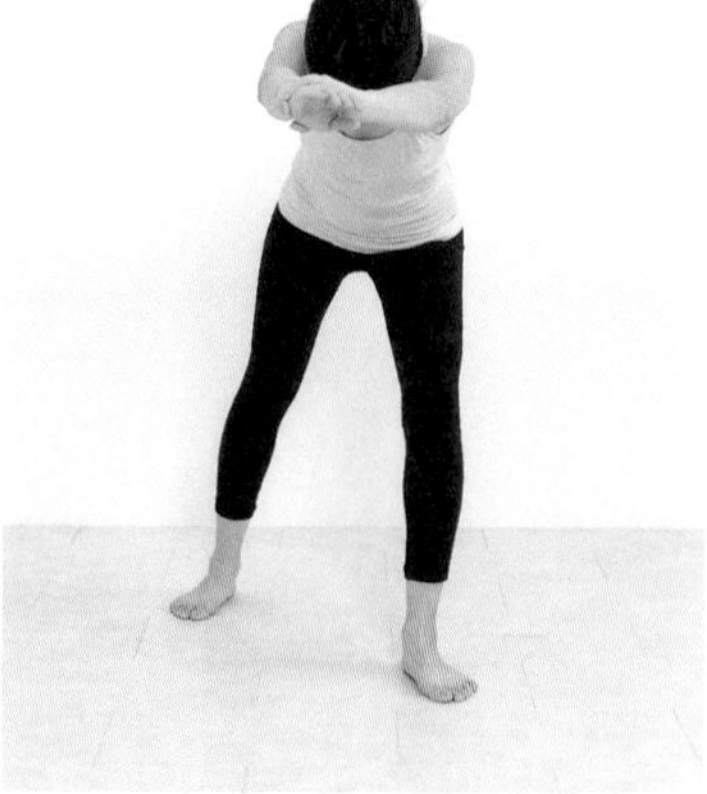

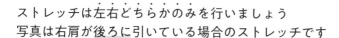

3 手首をつかんでいる腕を前に出した脚と同じ方向へ回します。腕をしっかり伸ばし、背中の筋肉（広背筋）の伸びを感じたところで15秒間キープ。

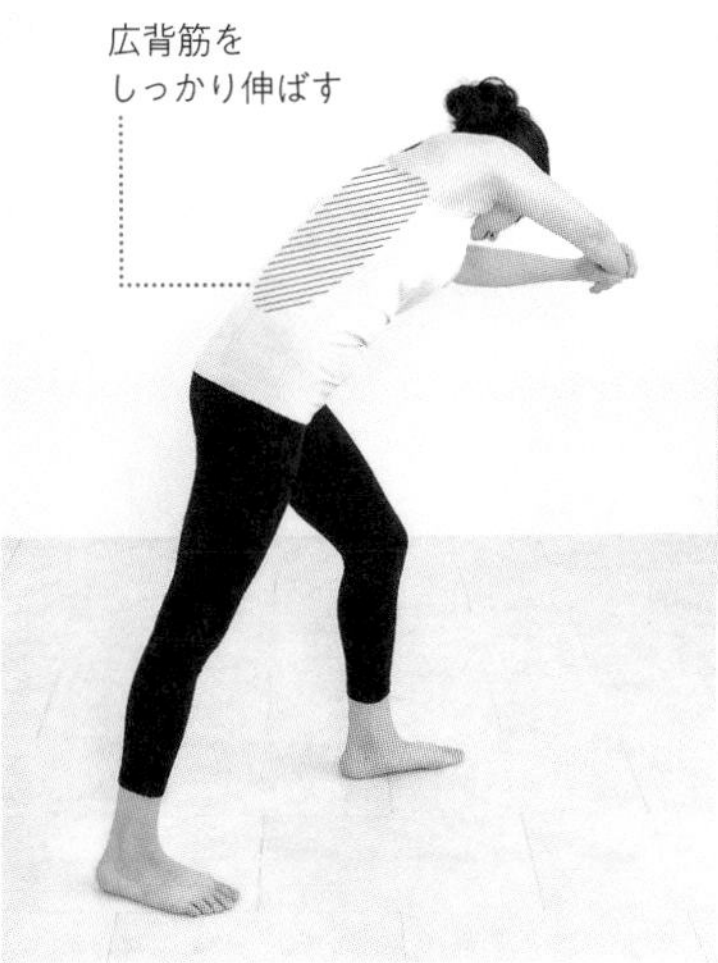

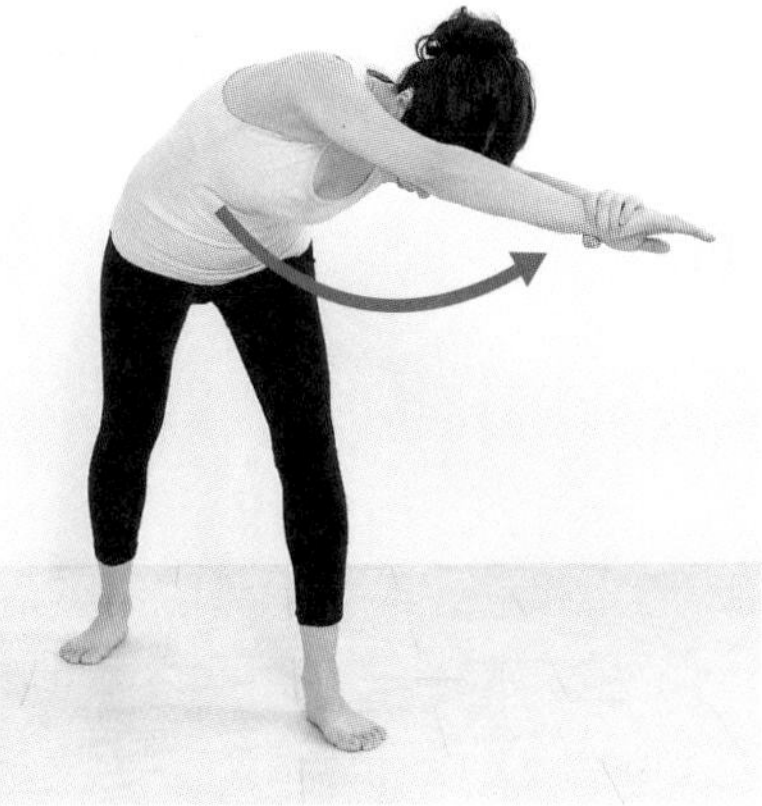

4 終わったら、背中の筋肉のほぐれ具合や肩の動かしやすさを確認。さらにセルフチェック（p.45）で、肩のポジションを確認してみましょう。

肩のねじれがなくなると…

- 背中の張り・痛みの解消
- 肩こりの解消
- 腕の上げ下げが楽に
- 猫背の解消
- 四十肩・五十肩の予防
- 首・肩のまわりがすっきりする
- バストアップ

※効果の感じ方には個人差があります

! 痛みやしびれを感じたらストップ。無理しすぎず、心地よい程度に伸ばしてください

Stretch 10

「ねじれ」を解消するストレッチ 腰

腰のねじれによる腰痛・ひざの痛みをケア

腰（骨盤・腰椎）のねじれの原因は、床で横座りをする、椅子で脚を組むといった座り方のクセによる直接的なものから、首や肩のねじれが発端となっている間接的なものまでさまざま。いずれにしても、腰をずっとひねったまま過ごしているわけですから、腰に負担がかかるのは当然です。腸腰筋や腹斜筋などの腰まわりの筋肉が片方に引っ張られ続けるので、徐々に腰の張りがひどくなり、やがて慢性的な腰痛に。また、骨盤とともに股関節の位置が片方だけ前にずれるので、両脚に均等に体重がかからなくなり、ひざに痛みが出やすくなります。片方のひざをかばおうと不自然な歩き方になってしまい、結果的に両ひざを痛めてしまう人も少なくありません。

そこで、脇腹から腰、お尻にかけての筋肉に働きかける、ねじれ解消のストレッチをおすすめします。ねじれとは逆方向にカラダをひねることで、筋肉の伸縮性を蘇らせ、腰椎や股関節のずれを正していきます。

腰のねじれがとれると、腰痛やひざの痛みが和らぐほか、O脚やX脚といった脚のゆがみの改善、冷えやむくみの改善、生理痛の緩和など、さまざまな効果が期待できます。カラダの交差点ともいわれる骨盤が正しいポジションに戻ると、血流や神経の通りが良くなり、循環機能や運動機能がアップするからです。

片側のみ
15秒／回
目安 １日２回

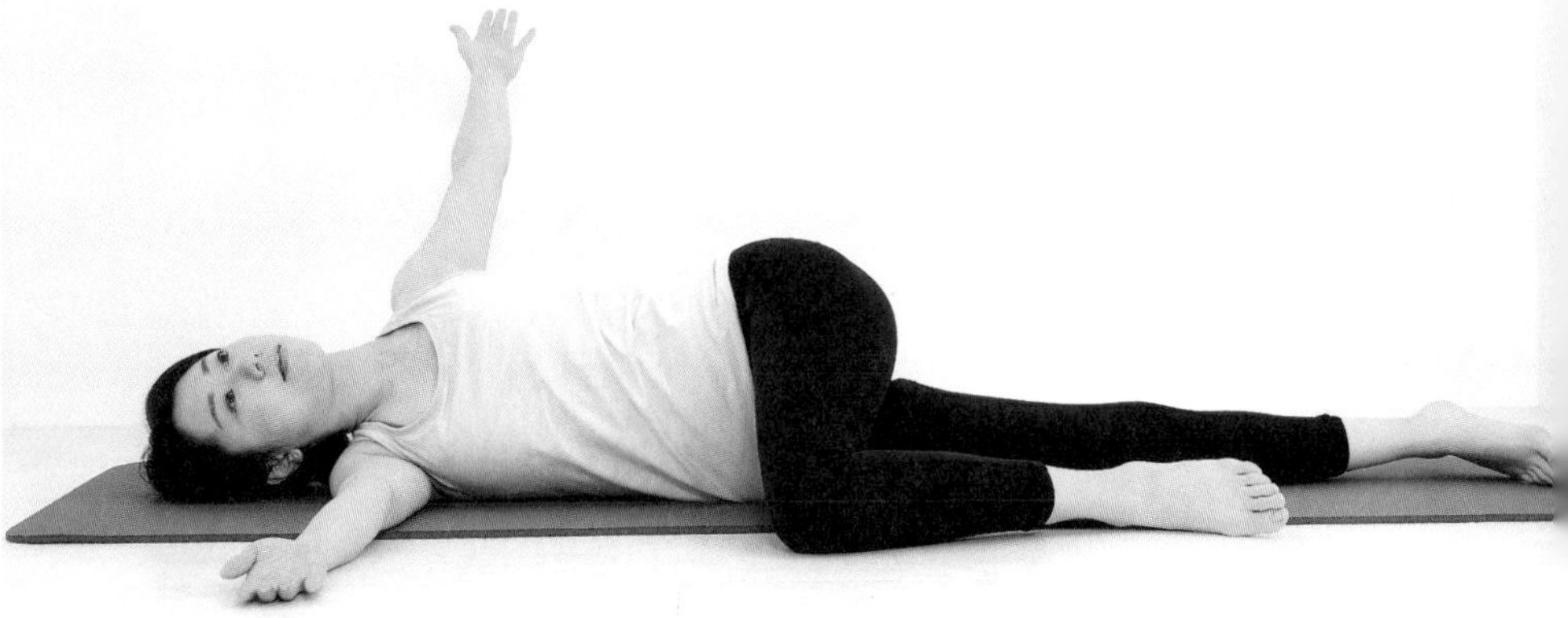

ねじれた腰を逆ひねりで戻す

骨盤が前に出ているほうを下にして横向きに寝ます。両腕をカラダの前でそろえ、上の脚のひざを90度に曲げて床につけます。脚の位置を変えずに、上の腕をゆっくりと反対側へ倒していき、その動きに合わせて上半身をひねる格好に。腕が反対側の床についたところで15秒間キープ。

Point

ねじれと反対方向にカラダをひねることで、腰まわりの筋肉に逆の伸縮をうながす。自分の腰がねじれている方向をしっかり確認し、左右を間違えないようにしよう。

詳しい手順は次ページへ　（ストレッチ前のセルフチェックは p.47）

「ねじれ」を解消するストレッチ 腰 Stretch 10

ストレッチは左右どちらかのみを行いましょう
写真は腰(骨盤)の右側が前に出ている場合のストレッチです

1 骨盤が前に出ているほうを下にして横向きに寝転び、両腕をカラダの前で90度になるようにそろえます。上の脚のひざを90度に曲げて床につけます。

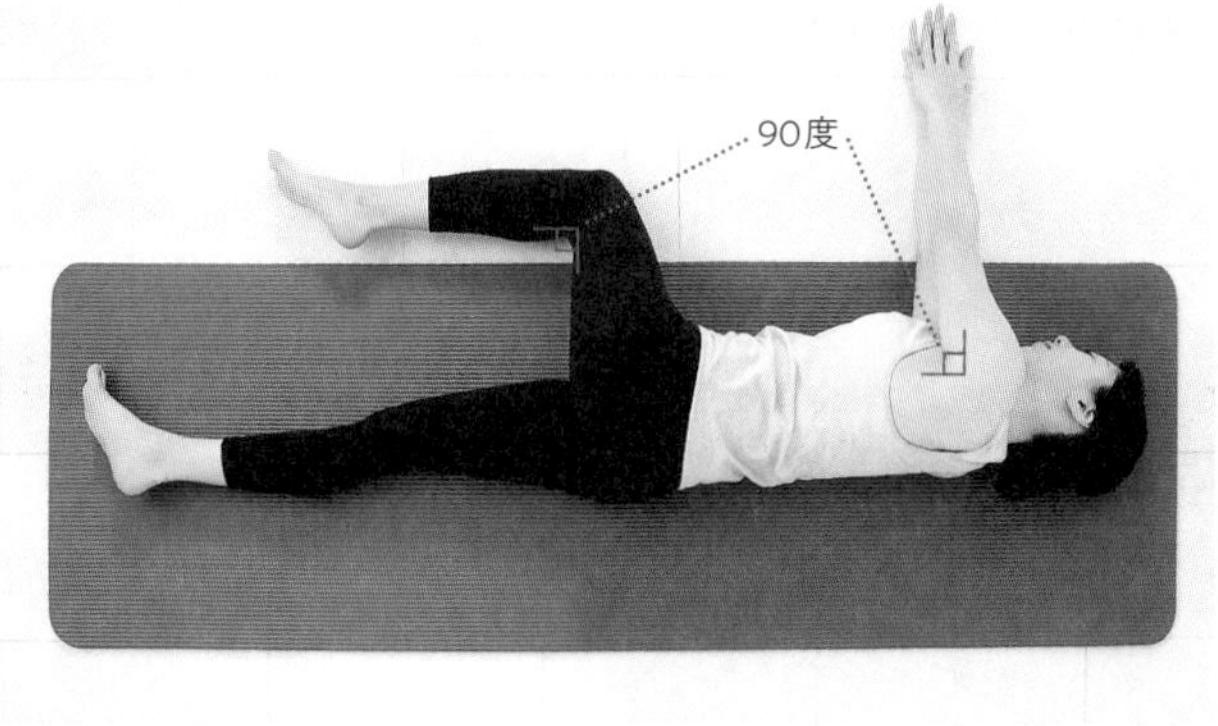

2 ひざの位置は変えずに、上の腕をカラダの前から後ろへゆっくりと動かし、反対側の床に近づけます。そのまま顔も天井に向け、上の肩も床に近づけていきます。

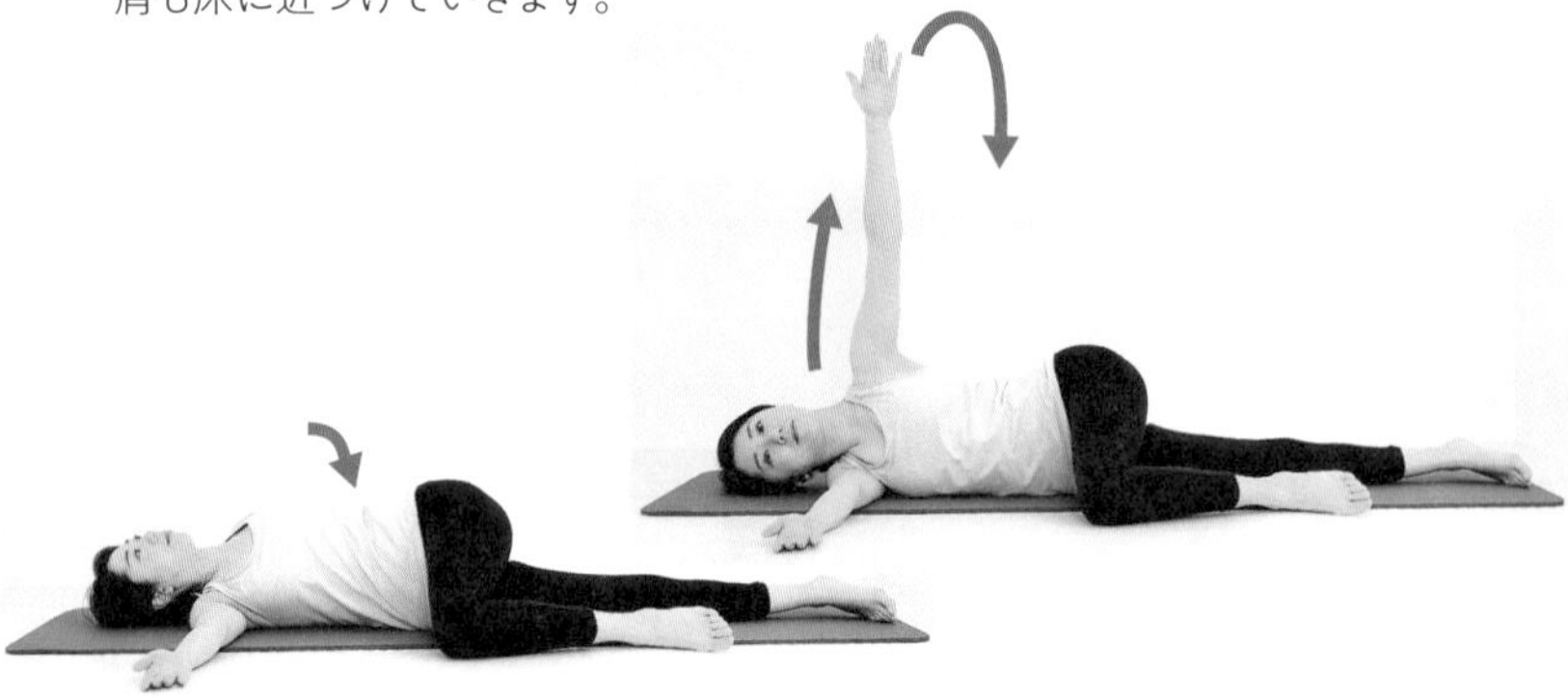

3 腕が床につき、脇腹・腰・お尻の筋肉が伸びているのを感じながら15秒間キープ。

4 終わったら、立ち上がって腰を左右に回しやすくなっているか確認。さらにセルフチェック（p.47）で、腰のポジションを確認してみましょう。

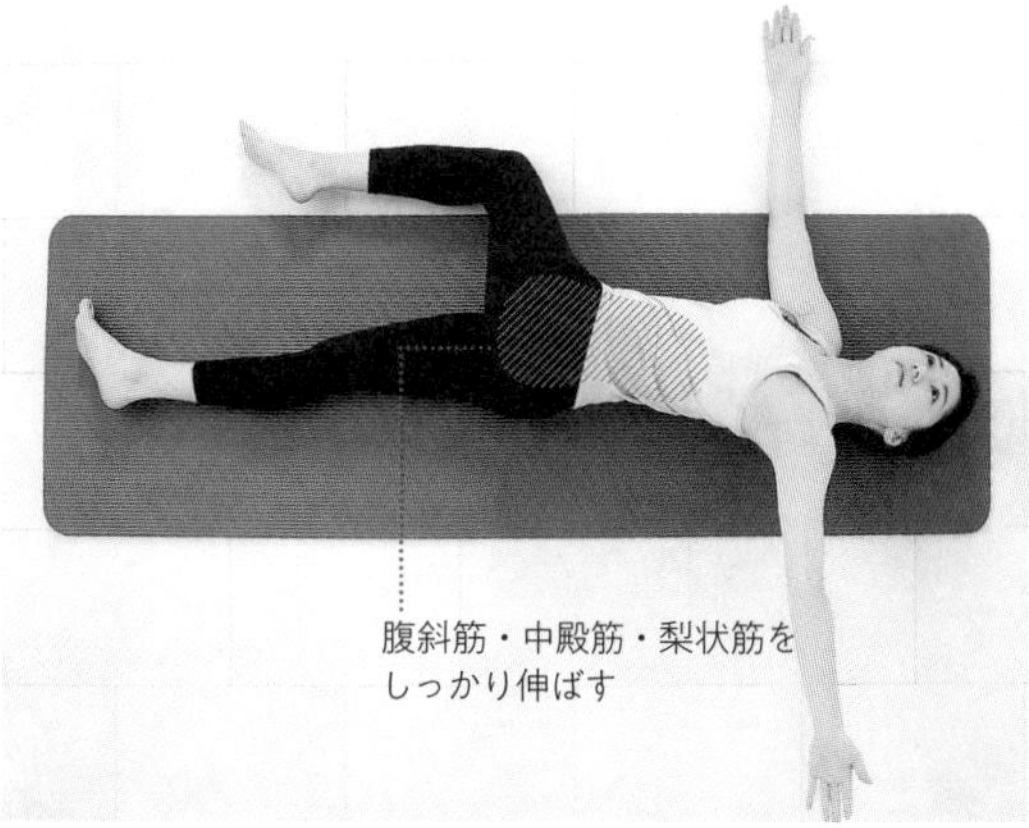

基本姿勢を整えて

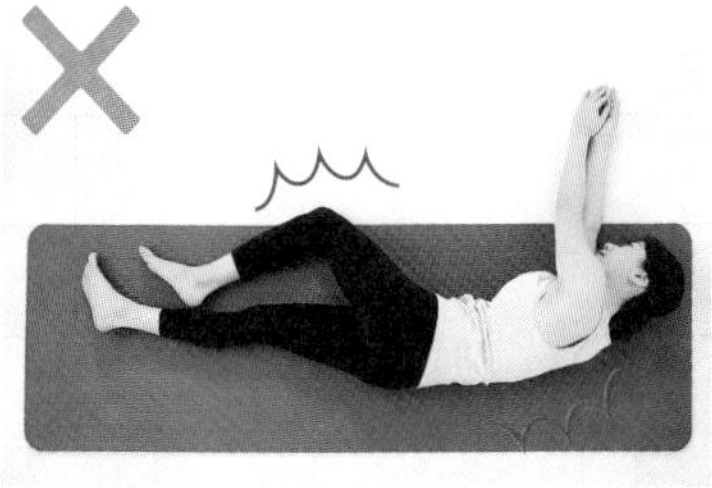

背中を丸めたり、ひざを曲げすぎたりすると、動作の支点となる腰椎が安定せず、十分なストレッチ効果が得られなくなります。背筋を伸ばし、腕とひざの角度を90度に保って行いましょう。

腰のねじれがなくなると…

- 腰痛の解消
- ひざの痛みの解消
- 重心が安定し、歩き方がきれいになる
- O脚・X脚の予防・改善
- 冷え・むくみの解消
- 生理不順・生理痛の改善
- ヒップアップ

※効果の感じ方には個人差があります

! 痛みやしびれを感じたらストップ。無理しすぎず、心地よい程度に伸ばしてください

Q

ボディラインに、骨って関係あるの？

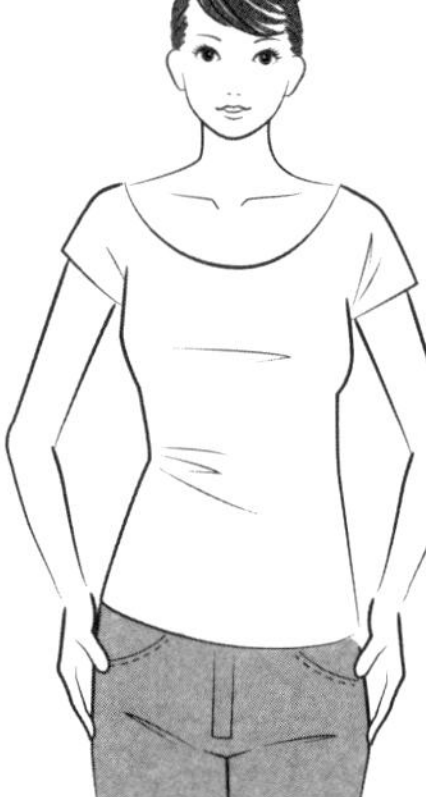

A

大いにあります。骨格こそが、
すべてのボディラインのベースですから。
あなたの本来の骨格バランスを取り戻しましょう

「ウエストが片側はくびれているけど、もう一方はほとんどまっすぐでまるでずん胴」という人は、骨盤の高さが左右で異なっている可能性が大です。そこで、その左右バランスを整えるストレッチ（82ページ）を行うと、左右均等のくびれに。さらに、歩き方もスマートに！

町でよく左右に大きく揺れながら歩いている人を見かけますよね。あれも多くの場合、骨盤の高さが左右でそろっていないのが原因。重心が片側に偏り、歩くとき重心移動がうまくできていないのです。しかし骨盤がそろうと股関節が正しい位置に戻り、なめらかに足が出るようになるんです。

また、骨盤は横から見たとき、ほんの少し前傾しているのが正常位ですが、骨盤が後ろに傾くと、痩せている人でもお腹の筋肉がたるみやすく、下腹部がぽっこり出てしまいます。さらにお尻も下がるので、ヒップラインもだらりとしてしまいます。こうなるとパンツスタイルのとき、お尻の下に嫌なシワが入ることも。しかし、骨盤後傾を正すストレッチ（66ページ）を行うと、お腹は凹んでヒップが上がります。骨盤とつながる腰椎も本来のカーブを取り戻し、腰からお尻にかけての美しいラインが蘇ります。

ちなみに肩が前に入るのも、ボディラインをくずす要因。なぜなら、肋骨が後退し、胸がへこんでバストは薄くなってしまいますから。しかし、前に出た肩を戻すストレッチ（62ページ）を行えば、肋骨が正しい位置に戻って大胸筋が正しく働き、バストもアップ。鎖骨のラインもきれいに浮き出てきます。

こうして骨格を整えていくと、本来の美しいボディラインが蘇るのはもちろん、肩こりや首こりといったトラブルも軽減。ホルモンや自律神経のバランスも整い、肌ツヤまで良くなったと喜ぶ人も少なくありません。

真の美しさは、骨格バランスから。「骨格美人」を目指して、ストレッチに励んでみてくださいね。

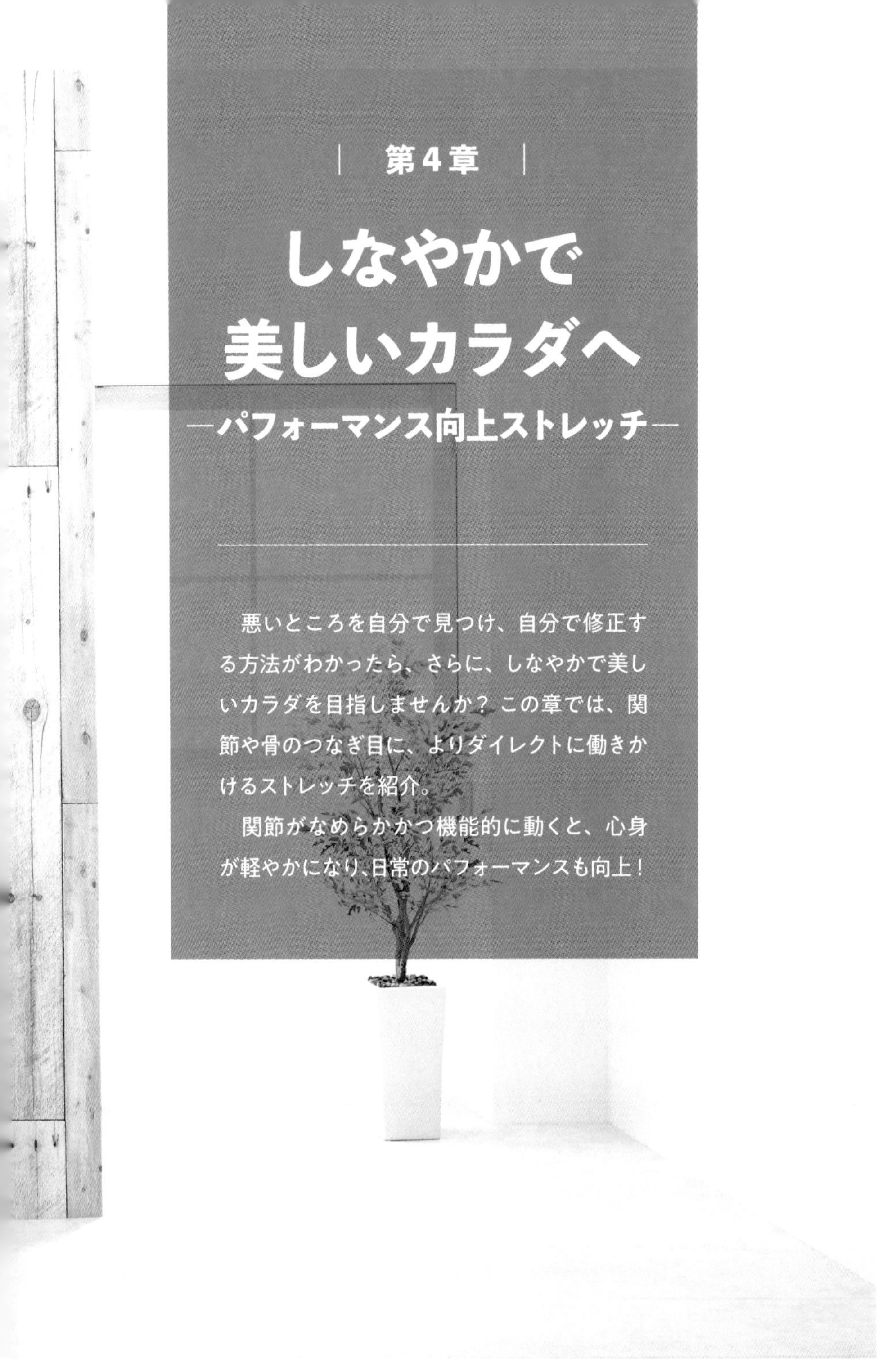

第4章

しなやかで美しいカラダへ

―パフォーマンス向上ストレッチ―

悪いところを自分で見つけ、自分で修正する方法がわかったら、さらに、しなやかで美しいカラダを目指しませんか？ この章では、関節や骨のつなぎ目に、よりダイレクトに働きかけるストレッチを紹介。

関節がなめらかかつ機能的に動くと、心身が軽やかになり、日常のパフォーマンスも向上！

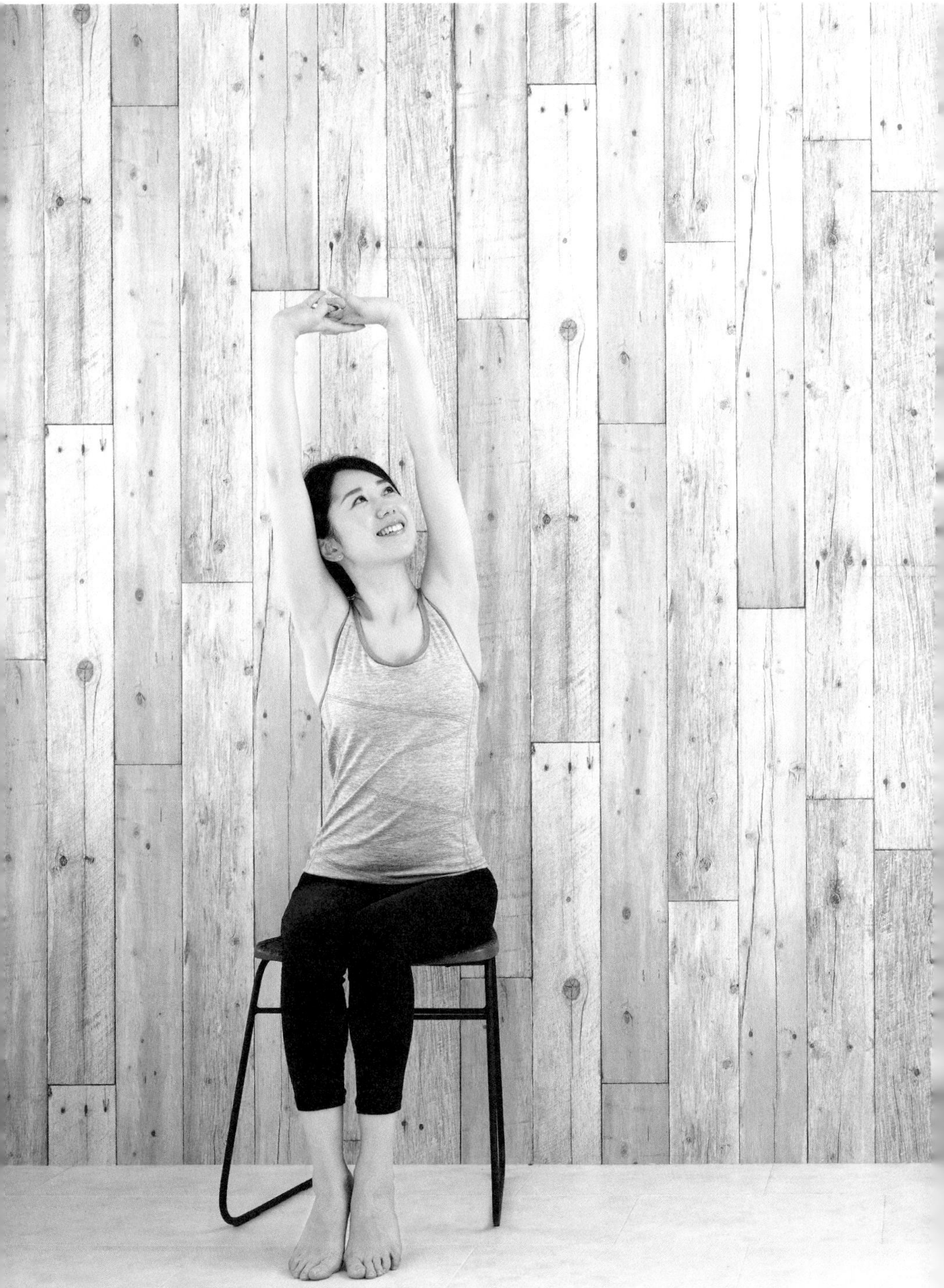

関節にダイレクトに働きかけるストレッチ

箸を手に取って、物をつまんで口に入れる。この一連の動作を「関節を一切動かさずにやってみてください」と言われたらどうでしょうか。関節、つまり肩やひじ、手首といった、骨と骨のつなぎ目を動かさずに、ということです。ではまず、箸を手に……と思っても、ただじーっとしているほかありませんよね。たとえ手の届くところに箸があっても、手首や指の関節を動かさないと、つかむことさえできない。あごの関節が動かせなければ、そのあと口に物を入れることだってできないのです。

私たちが普段、どのくらい関節に頼って生活しているか、おわかりいただけたでしょうか。この食事の１シーンに限らず、歩く、しゃがむ、またぐ、押す、引く、話すといった日常のありとあらゆる動作に、全身にある約２６０個もの関節がかかわっています。

関節は連結する骨の形状によって、動く方向や角度（可動域）がおおよそ決まっています。肩関節であれば、腕を下ろした状態を基準として、前方に１８０度、後方に50度、側方に１８０度。また、ひじを直角に曲げた状態では、内側に80度、外側に60度が標準的な可動域とされています。

ただし、これはあくまで関節を動かす筋肉がうまく働いているときの値。筋肉が常に縮んだり、張ったりしてかたくなると、関節は固まり、骨のポジションが悪くなります。その結果、本来の可動域よりも狭い角度でしか関節を動かせなくなるのです。

前章では、骨を正しいポジションに戻し、バランスのとれたS-BODYを立て直すことを目的とした、主に筋肉に働きかけるストレッチをご紹介しました。悪いクセのついた筋肉を伸ばすことで、関節の動きもずいぶん良くなったのでは？しかし、関節はこまめに動かしておかないと、潤滑油の働きをする滑液が行き渡らなくなり、すぐにまた動きにくくなります。

とりわけ手首や足の指といった細部の関節は、長時間のデスクワークなどで固定された状態が続き、すでに「油切れ」を起こしている可能性も。ドアに例えるなら、蝶番《ちょうつがい》の部分が錆びかけて開きづらくなっている状態。そのまま錆び付いて開かなくなってしまわないように、動きを与えてあげることが大切です。

そこでこの章では、関節を動かしながら可動域を広げ、本来のなめらかな動きを取り戻すストレッチを紹介していきます。

関節がなめらかに動くと、筋肉もうまく働くようになり、カラダはより一層美しくしなやかに。また、関節を開く心地よさは、気分のリフレッシュにも効果的です。カラダと心により良い作用をもたらす〝関節ドア〟を開いていきましょう。

Stretch 11

デスクワークで酷使する腕を軽やかに

手首とひじの関節をなめらかにするストレッチ

毎日のデスクワークで蓄積される疲労は、想像するよりはるかに大きいものです。

パソコンに常に向かっている人の姿勢といえば、ひじが曲がり、キーボードの上で手首は固定、マウスを握る手に力が入りっぱなしという人もいるでしょう。この体勢が長時間続くとひじの近くの筋肉が縮み、ひじと手首の関節が知らず知らずのうちにかたくなっていきます。その結果、ひどい場合は腕の筋肉や腱に炎症が起きることも。

そこでおすすめなのが、手首とひじの関節をなめらかにするストレッチ。デスクワークの合間に取り入れれば疲労をためこまず、マウス使いは軽やかに、キーボードを叩く指もぐっと動かしやすくなります。

自分の「腕の重さ」を感じたことはありますか？

普段は重さを感じにくいけれど、片腕で約3kg、両腕で約6kgも！ 体幹から離れれば離れるほど、この重みが大きく肩にのしかかります。試しに腕をまっすぐ前に伸ばし、1分固定を。疲れるでしょう？ 手首・ひじの関節が動きにくくなるとさらに肩の負担がアップ。関節の柔軟性を取り戻しましょう！

左右両方
15秒／回
目安　１日３回

1 片方の腕を水平に伸ばし、指先を下に向けた状態で、てのひらを前に向けます。

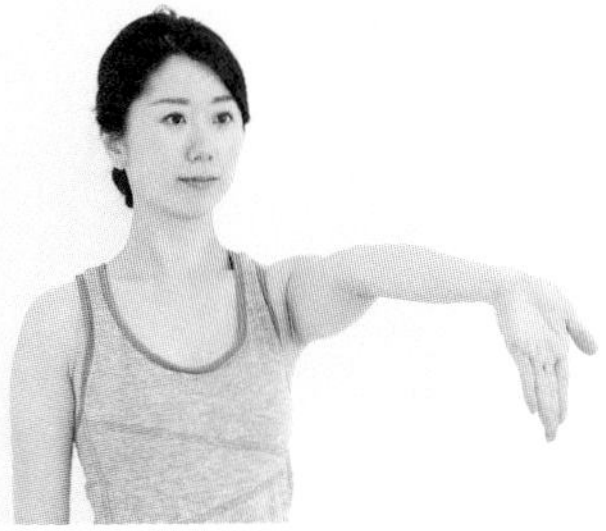

2 もう片方の手で、指を下からつかんでしっかり反らせ、５秒間腕を伸ばします。

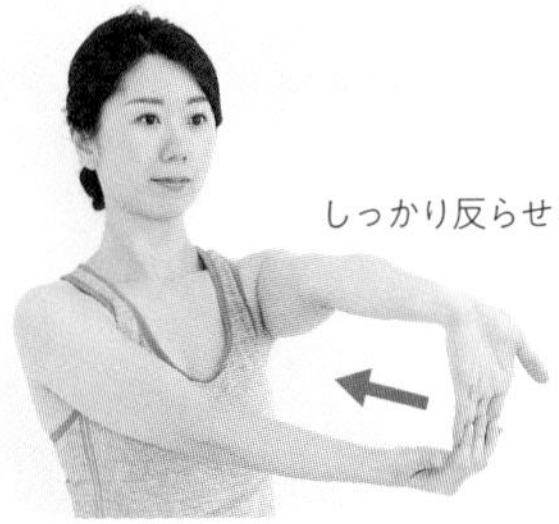

3 そのまま指が床と平行になるよう、ゆっくりと５秒かけて右に回転させます。

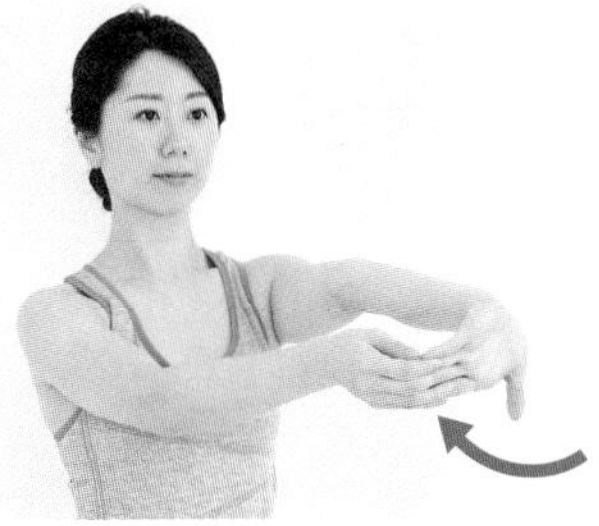

4 さらに逆の左にも５秒かけて回します。反対の腕も同様に行います。

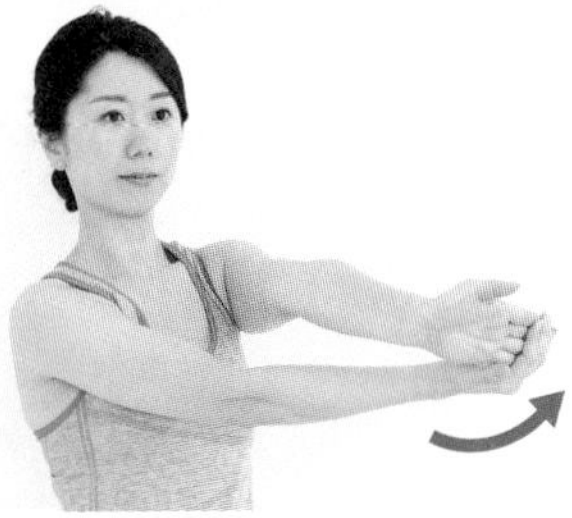

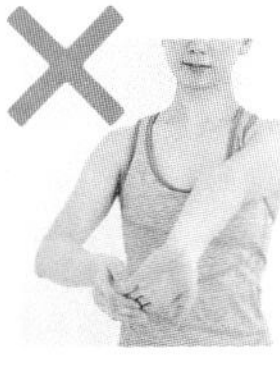

腕はまっすぐ！

腕は床に対してまっすぐ水平に。左右上下にぶれてしまうと、ストレッチ効果が低下します。

痛みやしびれを感じたらストップ。無理しすぎず、心地よい程度に伸ばしてください

Stretch 12

慢性肩こりの解消で、オン・オフを切り替え

肩関節を開放するストレッチ

両肩の筋肉がカチカチに固まり、まるで鉄の鎧《よろい》を背負っているかのように感じる……。そんな慢性肩こりの原因の一つがデスクワークの姿勢。ひじを机に押しつけながら前かがみでパソコンに向かい、目の焦点を合わせながら常に細かい作業をしているため肩に力が入ったままになります。すると、肩の筋肉や関節の疲れはたまっていくばかり。また接客業などで常に気持ちを張りつめている人も、肩に力が入りがちです。仕事を終えてようやく肩の力を抜こうとしても、すでに肩まわりはパンパンになってしまっています。

　そこでおすすめなのが、肩関節を開放するストレッチ。肩関節を一時的に押し広げ、あえて肩まわりの筋肉に強い緊張を与えることで、その後の緩和をうながします。これで肩のみならず上半身の力がほどよく抜けて、リラックスモードに。腕の疲れも和らぎ、指もなめらかに動くようになります。

？ 1日どれだけの時間、パソコンやスマホを触っていますか？

人間のカラダは構造的に、長時間同じ姿勢でいることに向いていません。ところが多くの人はパソコンやスマートフォンに向かい、長時間うつむき姿勢。このとき重い負担に耐えているのは肩まわりの筋肉、僧帽筋です。肩の関節を開放するのと同時に、僧帽筋をストレッチしましょう。

左右両方
15秒／回
目安 1日2回

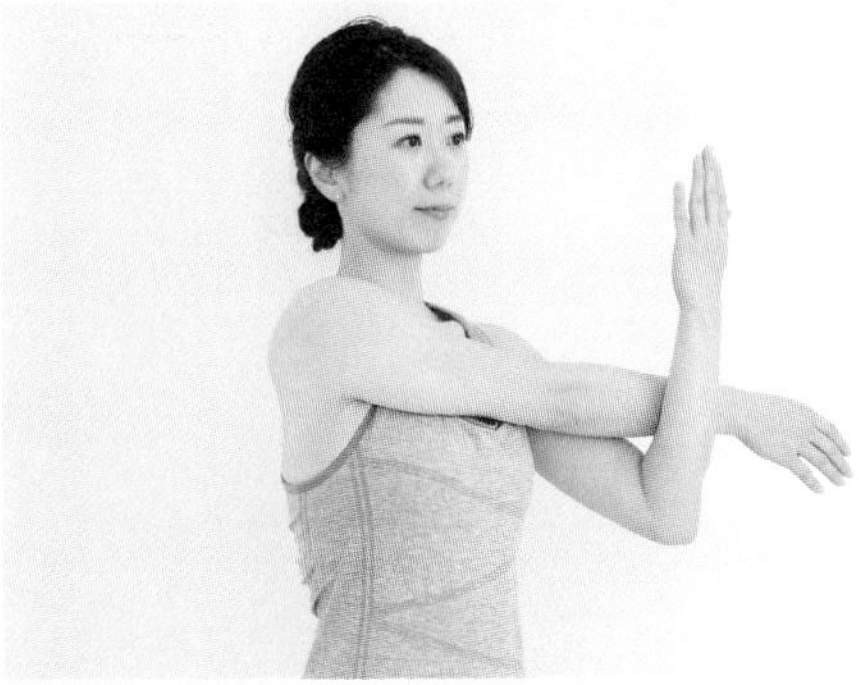

1 片方の腕を伸ばし、もう片方の腕で、ひじのあたりを抱え込むようにして胸に押し当てます。

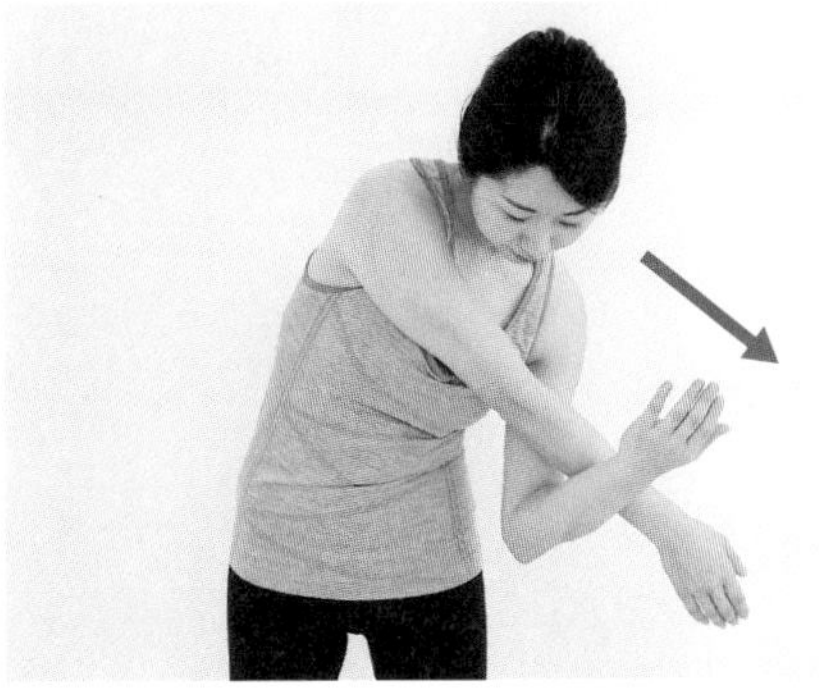

2 腕を胸に押し当てたまま、曲げている腕の斜め前のほうに上体を倒します。

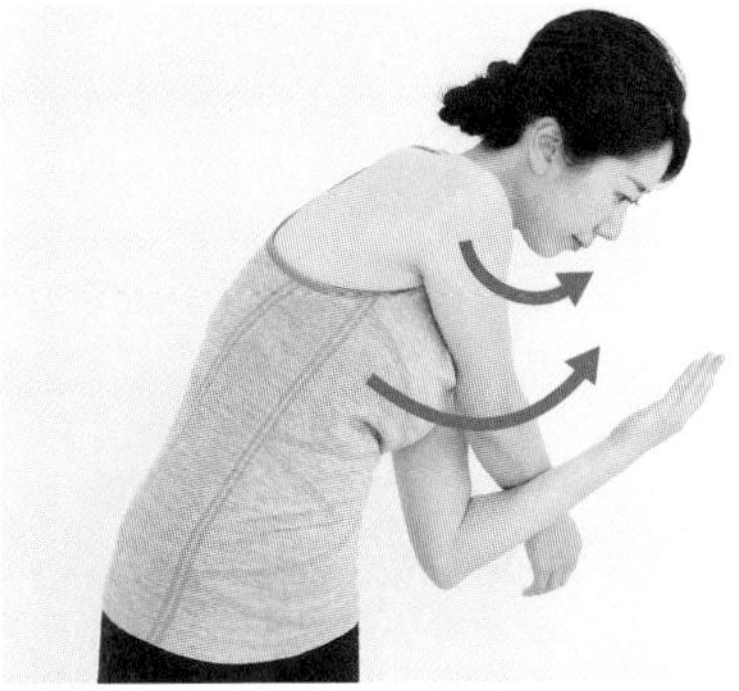

3 伸ばしている腕のほうの肩を少し前に出し、上体を軽くひねります。
ここで動きを止めて15秒。反対側の腕も同様に行います。

! 痛みやしびれを感じたらストップ。無理しすぎず、心地よい程度に伸ばしてください

Stretch 13

肩から指の疲労を和らげ、思考力アップ

肩・ひじ・手首をしなやかにするストレッチ

肩・ひじ・手首の関節をほとんど動かすことなく、ひたすら指だけを動かし続けるパソコン作業。縮んで固まった肩や腕の筋肉の疲労と、動かし続ける指の筋肉の疲労とが合わさり、作業効率は下がる一方に。疲労は脳にとっても大きなストレスなので、思考力の低下は避けられません。

そんなときに行いたいのが、肩・ひじ・手首のストレッチ。固まっている肩・ひじ・手首の関節を開いて筋肉を伸ばし、手首やひじのしなやかさを取り戻します。

腕が疲れにくくなり、指もなめらかに動くようになると、肩・首への負担が軽くなり、脳のストレスも緩和されて思考力アップ。肩関節を開いたときに大胸筋もよく伸びるので、猫背の解消や四十肩の予防にも効果的です。

肩・ひじ・手首の使い方に一定の法則があること、ご存知ですか？

ほとんどの人は日常生活で、肩・ひじ・手首をカラダの内側にひねって使っています。それが常態化してくると、肩の位置に変化が起こり、四十肩など大きなトラブルの原因に。肩とひじ、手首を外側に向けるストレッチで関節の柔軟性を取り戻し、トラブルを予防していきましょう。

1 壁に手が届く程度の距離に立ち、脚を肩幅くらいに開きます。壁側の腕を肩の高さまで上げて、ひじを伸ばし、てのひらを、指を下に向け壁につけます。上体と腕の角度は90度が理想ですが、痛みが出る場合は少し手を下げ、角度を狭めてもOK。

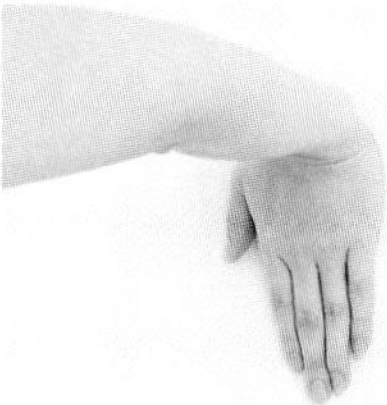

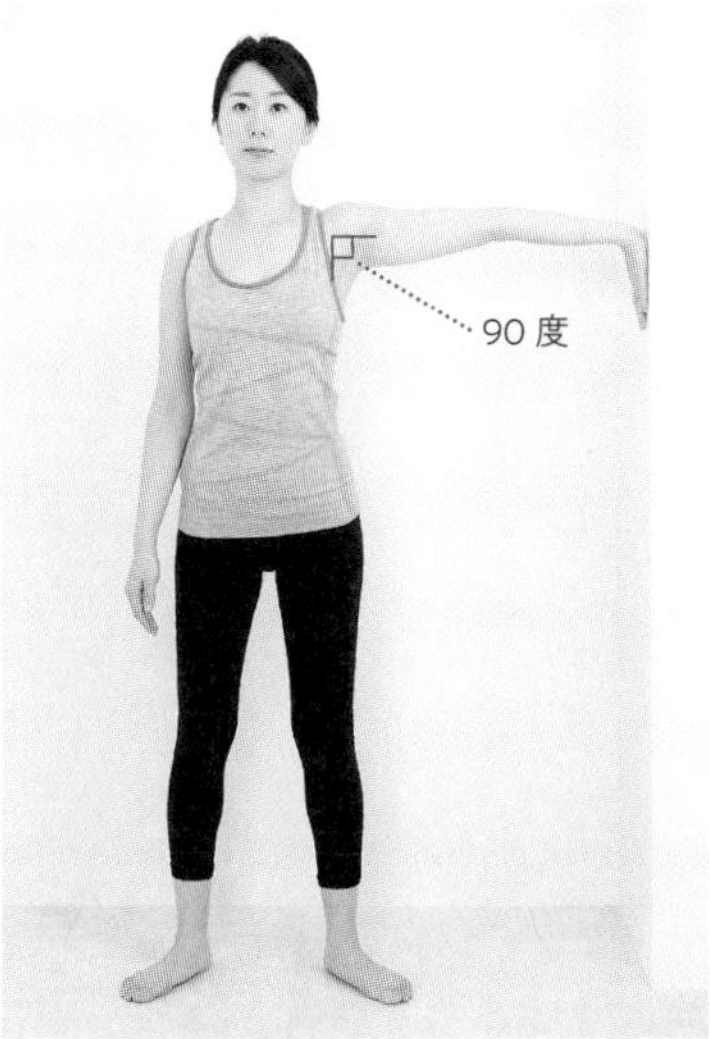

2 壁に手をつけているほうの肩を前に突き出し、頭ともう片方の肩を後ろに反らします。肩・ひじ・手首の関節の伸びを感じたら15秒キープ。反対側も同様に行います。視線は下げず両肩が水平を保つように注意。

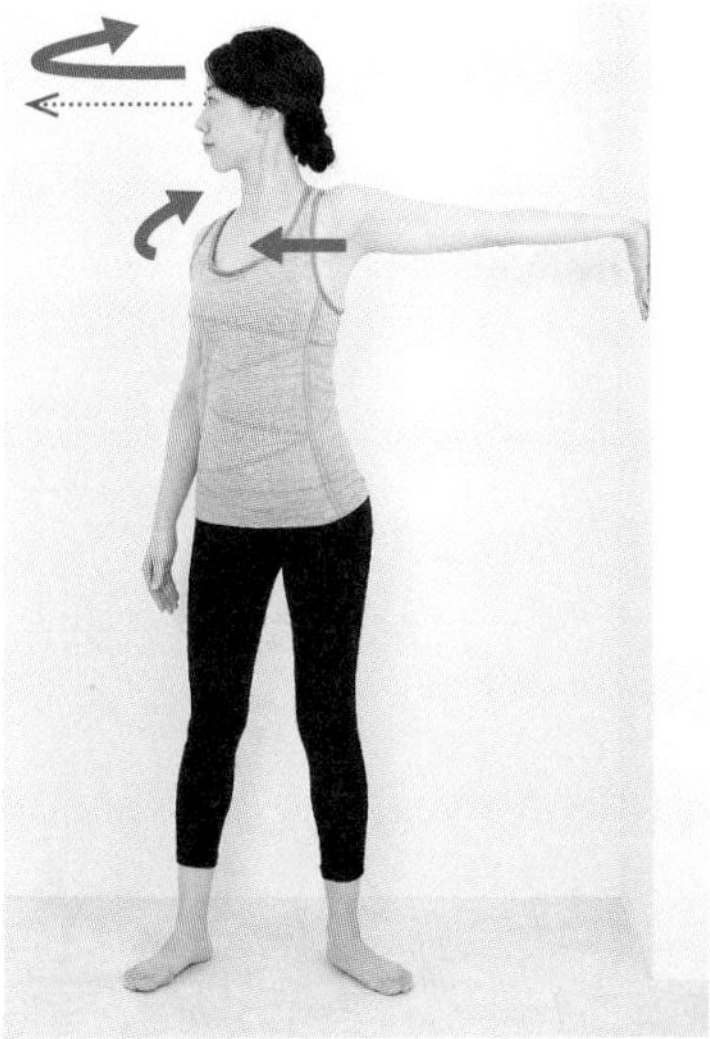

左右両方

15秒／回

目安 1日3回

痛みやしびれを感じたらストップ。無理しすぎず、心地よい程度に伸ばしてください

Stretch 14

股関節をゆるめるストレッチ

足取り軽く、お腹すっきりに

脚の付け根にある股関節は、ボール状の凸部とその受け皿となる凹部からなる「球関節」の構造。肩関節と同じく可動域の広さが特色の関節ですが、毎日座りっぱなしでは長所を発揮するどころか、かたくなるばかりです。まわりの筋肉も縮む、あるいは伸びたまま固まるため、股関節はますます動きづらくなり、少し歩いただけで脚が疲れたり、筋肉や腱に炎症が起きやすくなっていきます。

脚のトラブルの予防も兼ねて、股関節まわりのストレッチに取り組んでみましょう。股関節がよく動くようになると、筋肉の伸縮性が戻り、脚の運びが軽やかに。血液・リンパなどがよく循環して下半身の代謝が高まるので、ぽっこりお腹や脚のむくみの解消にもつながります。

カラダを若返らせるカギは、股関節が握る！

カラダのバランスが悪い人は、年齢に関係なく股関節やひざにトラブルが出てきます。歩くとき、次のようなシグナルが出たら要注意！

- 歩幅が狭くなった
- 左右に大きく揺れる
- 歩くのが遅くなった
- つまずきやすい
- ひざが痛い

ひとつでも感じたら、股関節のストレッチを始めましょう。

左右両方

15秒／回

目安 1日3〜5回

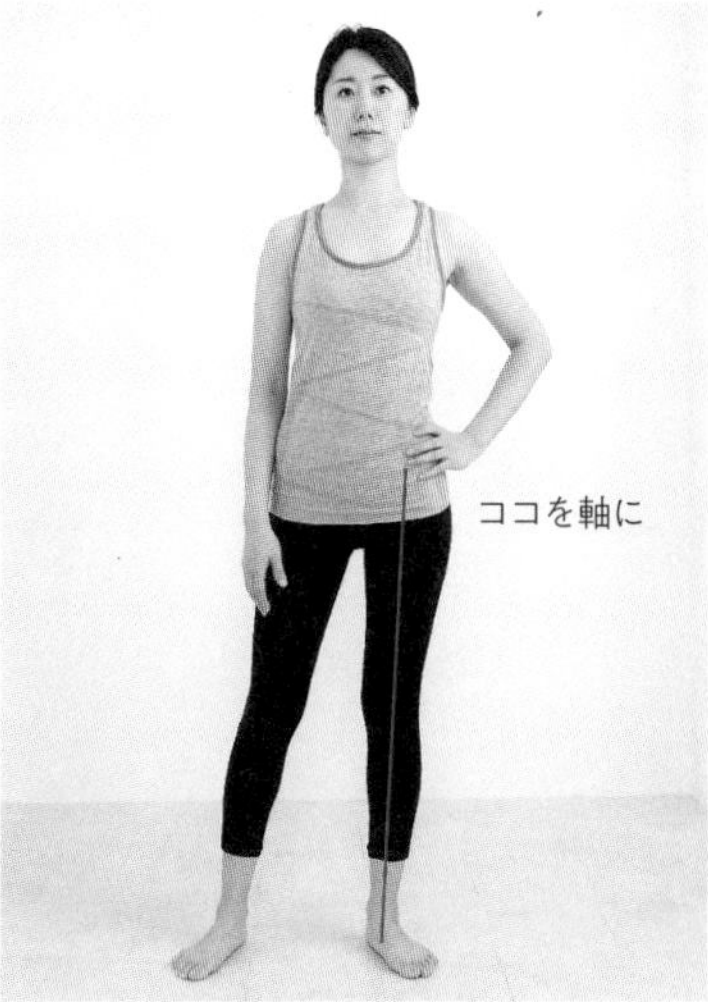

1 両脚を肩幅くらいに開いて立ちます。片方の脚に体重をかけ、同じ側の手を腰（骨盤）に添えます。

2 その脚を軸に、腰をゆっくり回します。時計回り・反時計回りに変えながら15秒。終わったら反対の脚に替えて同様に行い、どちらが動きにくいか確認。動きにくいほうを多めに回しましょう。

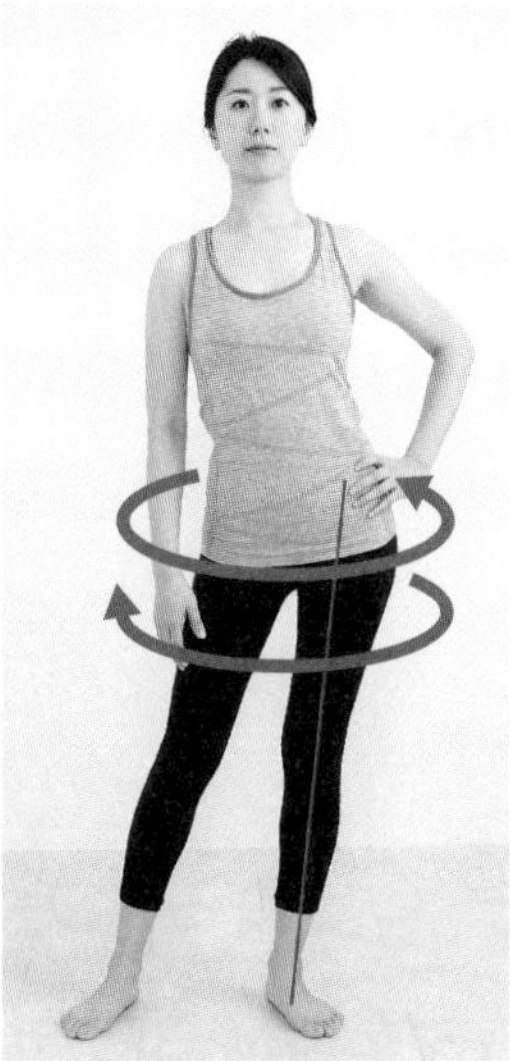

左足が軸の場合

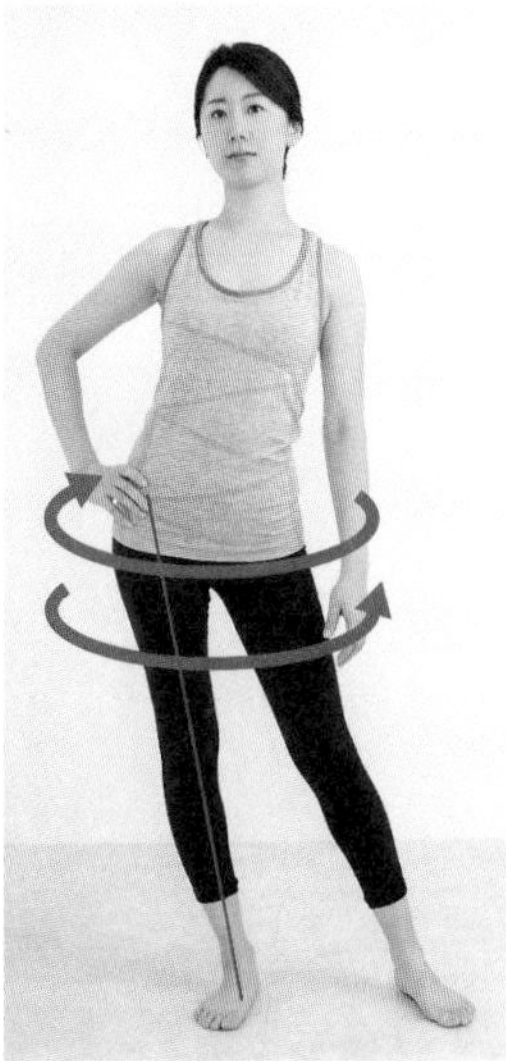

右足が軸の場合

痛みやしびれを感じたらストップ。無理しすぎず、心地よい程度に行ってください

Stretch 15

地面をしっかり捉えて、しなやかに歩く

足首の関節を柔軟にするストレッチ

首や肩のような「こり」を感じにくいこともあり、ついケアを怠りがちな足首の関節。張りや痛みはなくとも、体重の負荷や地面から受ける衝撃に日々耐えている関節の疲労度は、かなり大きなものです。特に座っている時間が長い人は、関節や靭帯がかたくなり、地面を蹴って前へ進む推進力が弱まりがち。よろよろとした歩き方になり、軽くつまずいただけで足首を捻挫してしまいます。

そこで日々行いたいのが、関節や靭帯を柔らかくする足首のストレッチ。足首がしなやかに動くようになると、バネの機能が回復し、地面をしっかりと捉えて歩けるようになります。また、血液の循環を良くする働きもあるので、足先の冷えやむくみが気になる人にもおすすめです。

どんどん短くなる日本人の歩行距離。その対策は？

日本人の歩行距離はどんどん短くなっています。人間のカラダは動かすことによって良い状態を保てるようにできていますから、動かなくなるとたちまち関節や筋肉は機能を低下することに。歩く距離が少ない現代人だからこそ必要なこと、それは足首の柔軟性を取り戻すストレッチです。

左右両方

15秒／回

目安 1日2回

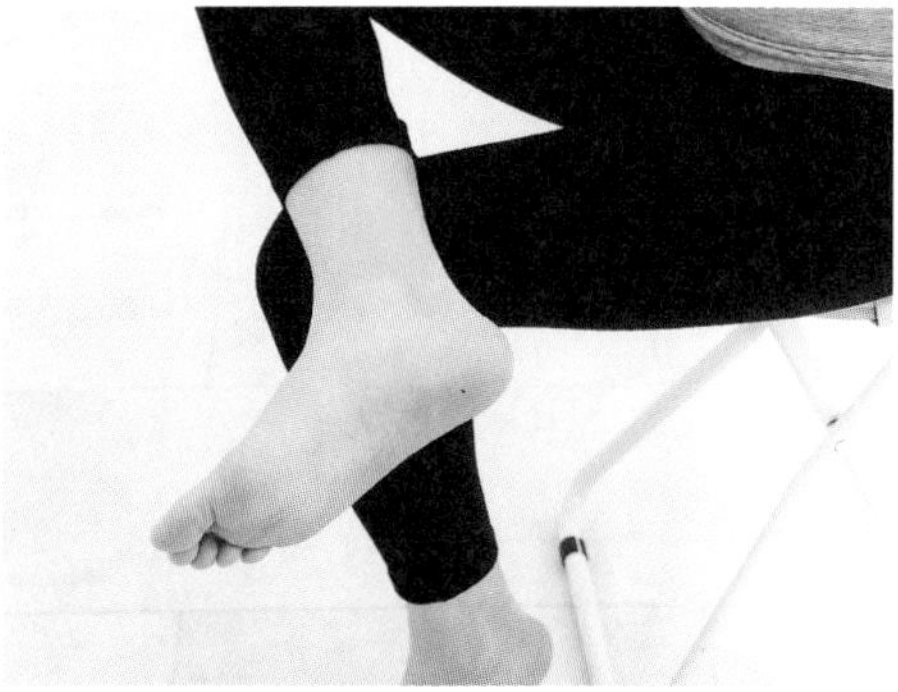

1 椅子に座り、片方の脚をひざの上にのせます。

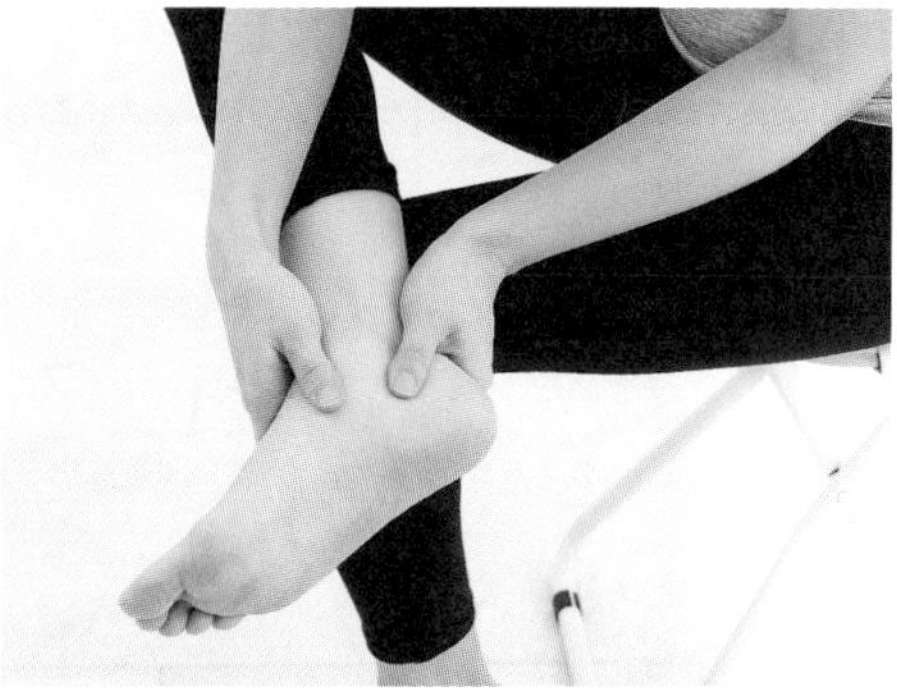

2 両手で足首を上から包み込むように持ち、かかと側の手の親指をかかとの上に当てます。

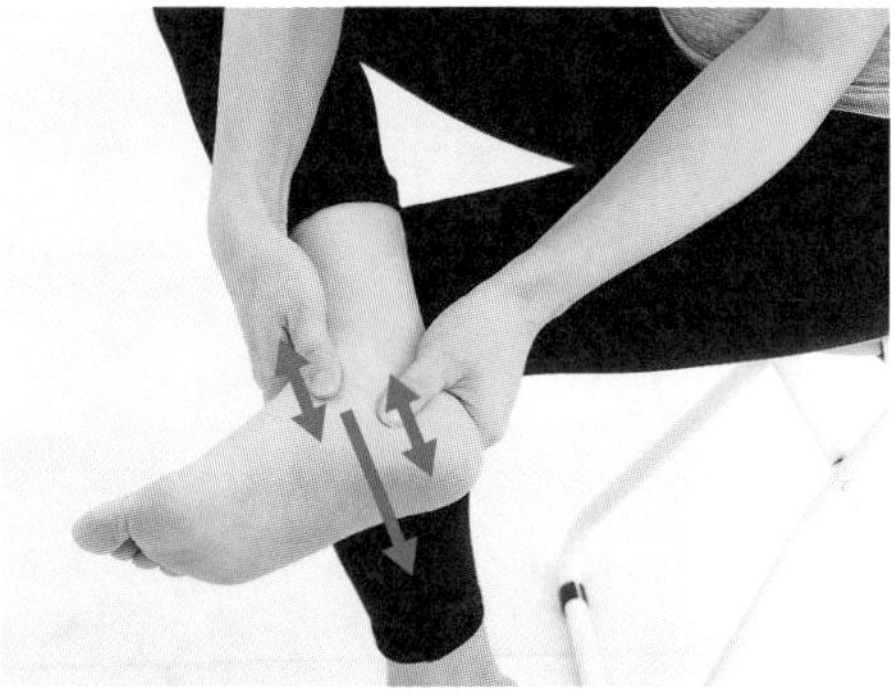

3 その親指に力を加え足首を伸ばすようなイメージで押したり引いたりしながら足首を揺すります。15秒続けたら、足を替えて同様に行います。

! 痛みやしびれを感じたらストップ。無理しすぎず、心地よい程度に伸ばしてください

Stretch 16

足底アーチの回復ストレッチ

足を柔軟にして、疲れにくいカラダに

人間の足は本来、土踏まずの内側と外側にそれぞれ縦方向のアーチ、また指に近い側に横方向のアーチと、三つのゆるやかなアーチを描いています。これは二足歩行の負担を軽くし、バランスよく歩くための進化の賜物。ところが女性用のパンプスといえば、特にハイヒールや先の尖った靴など、足の指を圧迫してアーチ構造をゆがめるものがほとんど。外反母趾やハンマートゥ（山形に曲がった指先）といった指の変形を招き、重心が不安定になっていきます。さらにこれがひどくなると、ひざや腰に痛みが出ることもあります。

ここで紹介するストレッチは、足底のアーチの回復に効果的。足の柔軟性が高まることでクッション性や血行が良くなり、疲れをためにくい健康な足に。入浴中に行うと、温浴効果で関節や筋肉がよりほぐれやすくなります。

不安定なカラダは、疲れやすい

電車の揺れでバランスをくずしている人を、よく見かけませんか？ 立っているとすぐに座りたくなる人もいますよね。共通の原因は、足底のアーチがくずれ、自分でカラダのバランス補正がうまくできないようになっていること。疲れにくいカラダのために、足底アーチの回復ストレッチを！

1 椅子に座り、片方の足をひざの上にのせます。両手で足をつかみ、土踏まずの内側の上下に親指を当てます。

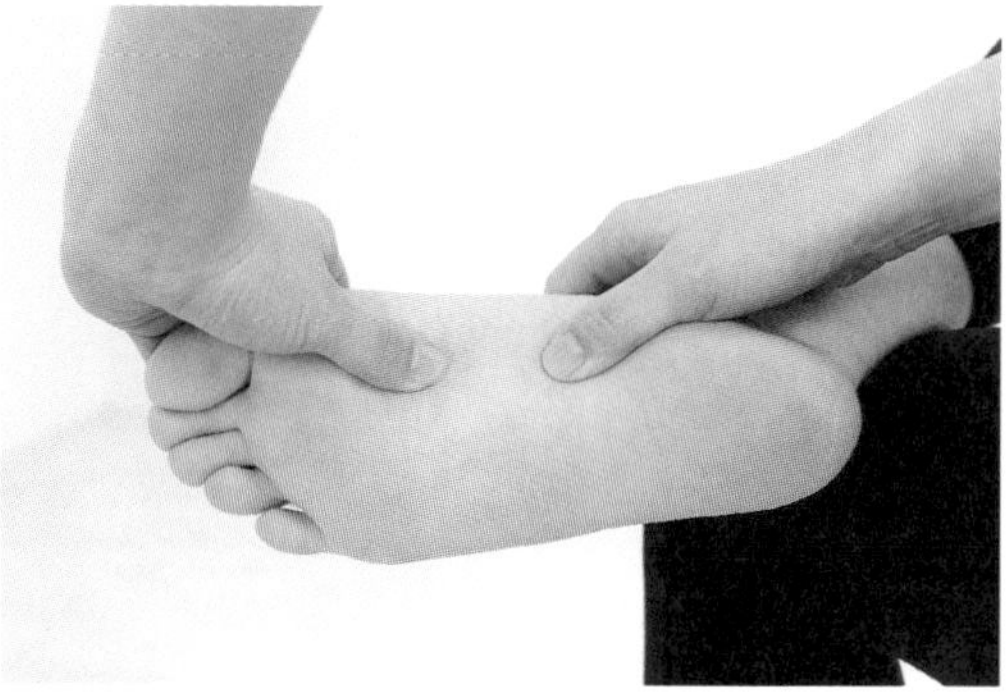

2 土踏まずに置いたかかと側の指を支点に、つま先側の足の甲をぐっと手前に引き寄せ、アーチ状にしならせます。15秒キープしたら、足を替えて同様に行います。

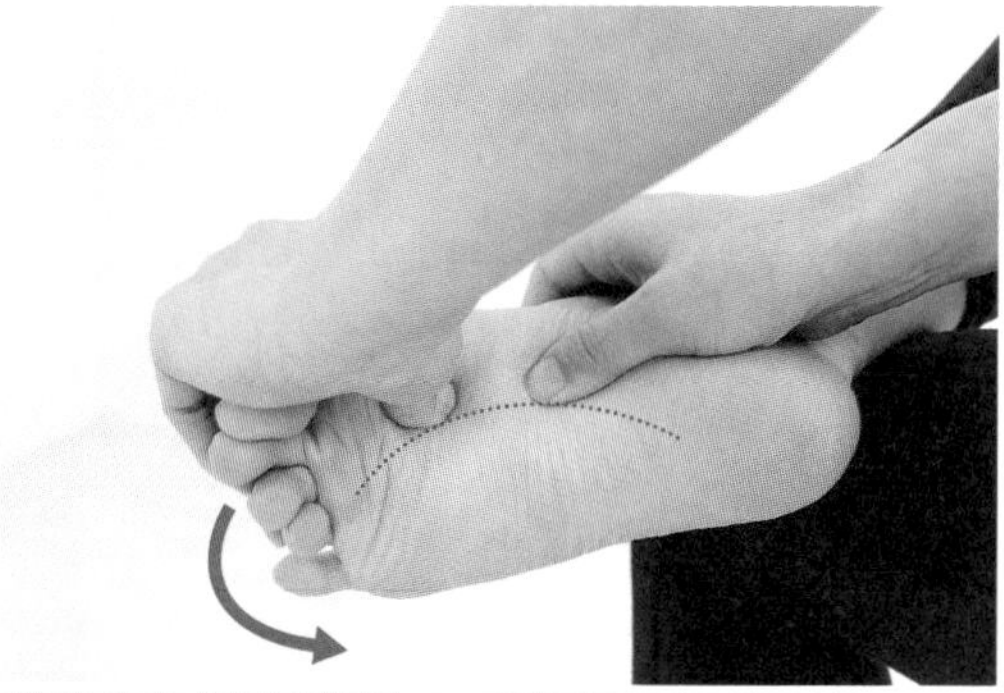

左右両方
15秒／回
目安 1日2回

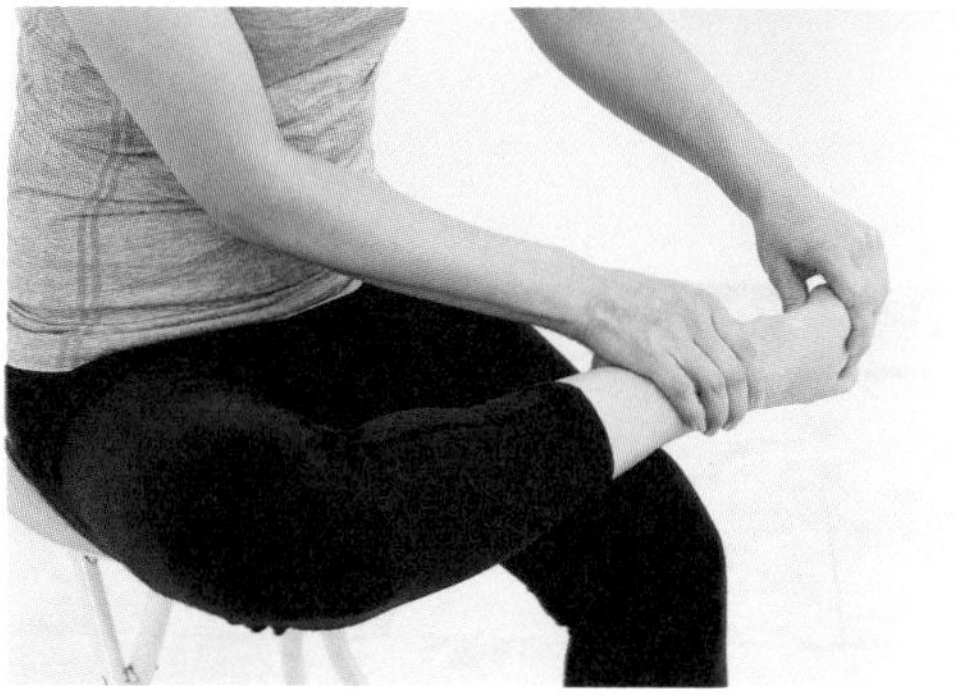

痛みやしびれを感じたらストップ。無理しすぎず、心地よい程度に伸ばしてください

Stretch 17

眼精疲労を緩和させるストレッチ

眼をすっきりさせて、集中力アップ

パソコンやスマートフォンの画面を長時間見続ける人に起こりがちな眼精疲労。近くのものばかり見ようとするので、目のピントを調節する毛様体筋《もうようたいきん》と呼ばれる筋肉の緊張状態が続き、筋肉疲労を起こしてしまうのです。目の充血やかすみ目、目の奥の痛みなど直接的な不調に加え、頭痛、肩こり、めまいといった症状が現れることもあります。

目はとてもデリケートな器官なので、目のまわりの筋肉をダイレクトに刺激するのは避けるべき。そこで、目を取り巻く骨、つまり頭蓋骨に働きかけるストレッチをおすすめします。目頭にある骨のつなぎ目（前頭骨と鼻骨などの縫合部）を押し上げて、前頭骨の眼球への圧迫を和らげる方法で、見る力と集中力をアップしましょう！

毎日の酷使で疲労が高まりやすいところって？

カラダの中で特に老化を感じやすいところといえば「目」。さらに現代は、パソコン・スマートフォン・タブレット端末などの画面に集中して瞬きの回数が減少し、ドライアイになっている方が非常に多くいます。涙の循環を良くするためにも日々、目のまわりをケアしましょう。

15秒／回

目安 1日3回

1 机に両ひじをつき、親指を立てます。上体はやや前に倒します。

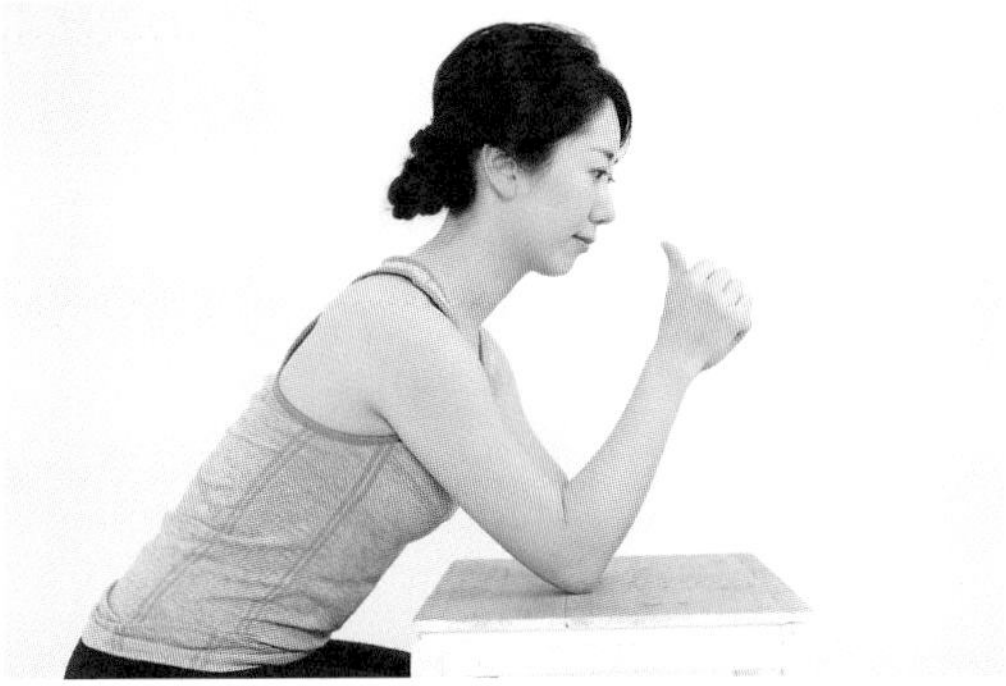

2 目を閉じてから、親指を眉間の両側に当て、頭蓋骨を支えるイメージで、頭を指とひじにあずけます。そのまま15秒キープ。

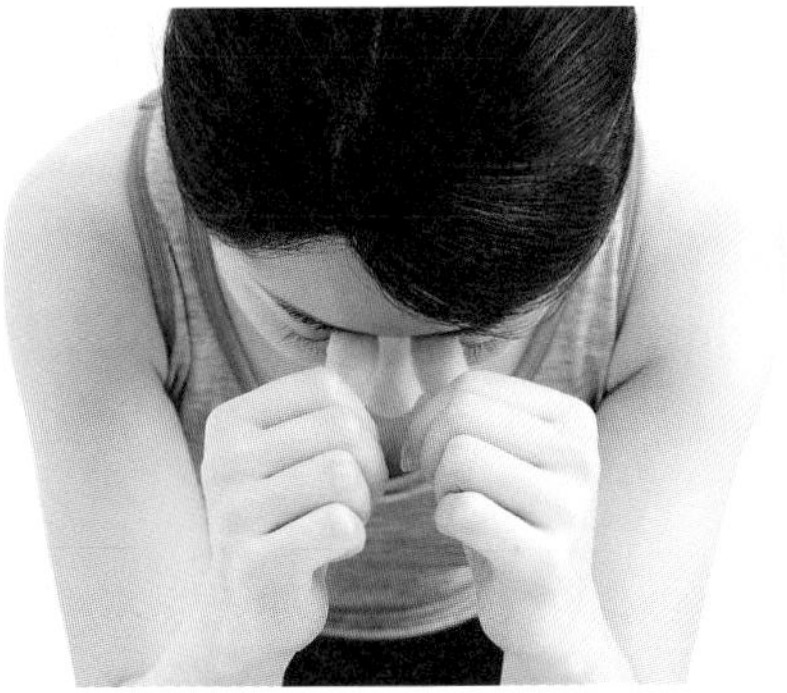

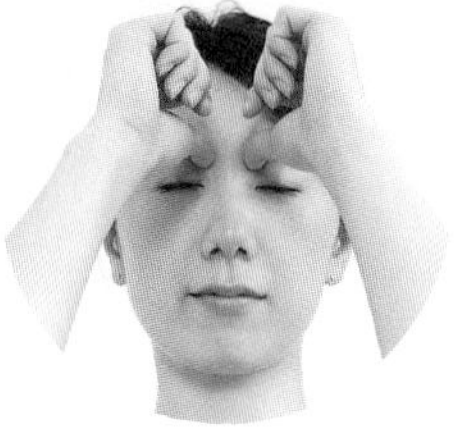

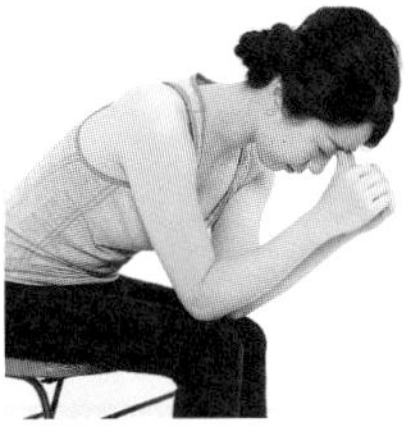

ひざでもOK

机などがない場合は、自分のひざの上にひじをのせてストレッチを行いましょう。

痛みやしびれを感じたらストップ。無理しすぎず、心地よい程度に行ってください

Stretch 18

肩関節と肋骨を開くストレッチ

心を落ち着けて、ぐっすり眠る

ぐったり疲れているのに、なかなか寝つけない。眠りが浅く、寝ても疲れがとれない……。こうした悩みに深くかかわっているのが、交感神経と副交感神経からなる自律神経です。本来、人のカラダは起きて活動している時間帯は交感神経が、リラックス時や寝ている間は副交感神経が優位に働くようになっていますが、仕事のストレスなどからその切り替えがうまくできなくなっているのです。

そこで、リラックス状態へ切り替えやすくする、肩関節と肋骨のストレッチを。首から背中にかけての筋肉の緊張をほぐし、肩関節と肋骨の開きを良くすることで、自律神経のバランスが整えられ、オン・オフの切り替えがスムーズにできるようになります。睡眠前はもちろん、大事なプレゼン前など心を落ち着けたいときにもおすすめです。

カラダの状態が悪い人は「呼吸」が浅い

不調を訴える人の多くが、肩が前に入ることで肋骨が圧迫され、肺が広がらない状況をつくってしまっています。つまり、呼吸が非常に浅い。それを自覚している人は少数ですが、この状態では睡眠の質も当然、低下。肩関節と肋骨をしっかり開き、呼吸が深くできるカラダを取り戻していきましょう。

左右両方
15秒／回
目安 1日3~5回

1 ひじを曲げて両腕を上げ、頭の後ろ側で、片方の手をもう片方の腕のひじに当てます。そのひじを頭の後方に引き寄せます。

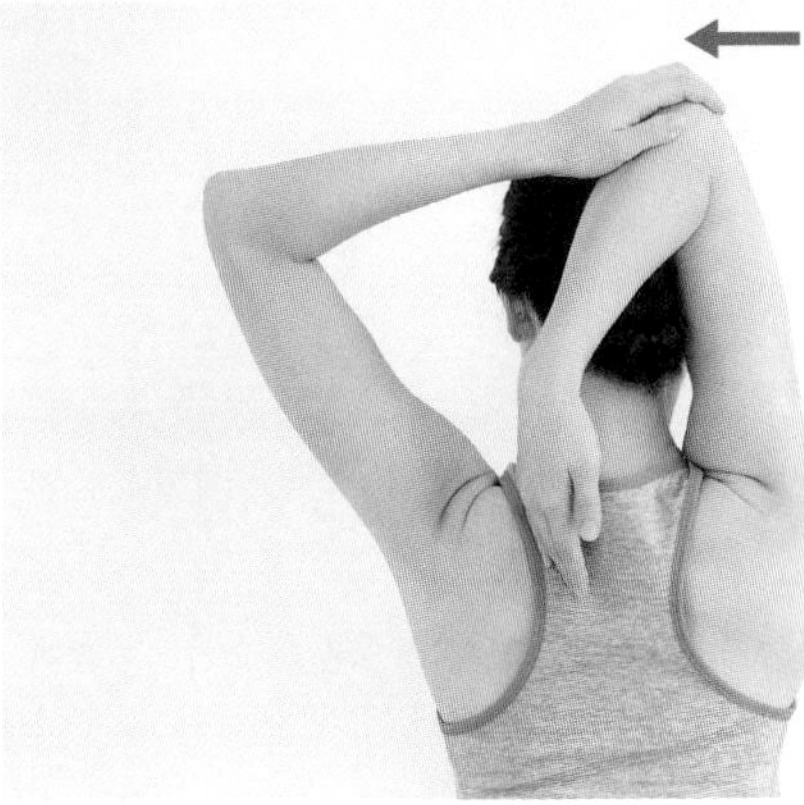

2 頭と上体をゆっくりと後ろへ傾けます。あごを少し上げるイメージで、そのまま15秒キープ。終わったら腕を替えて同様に行います。

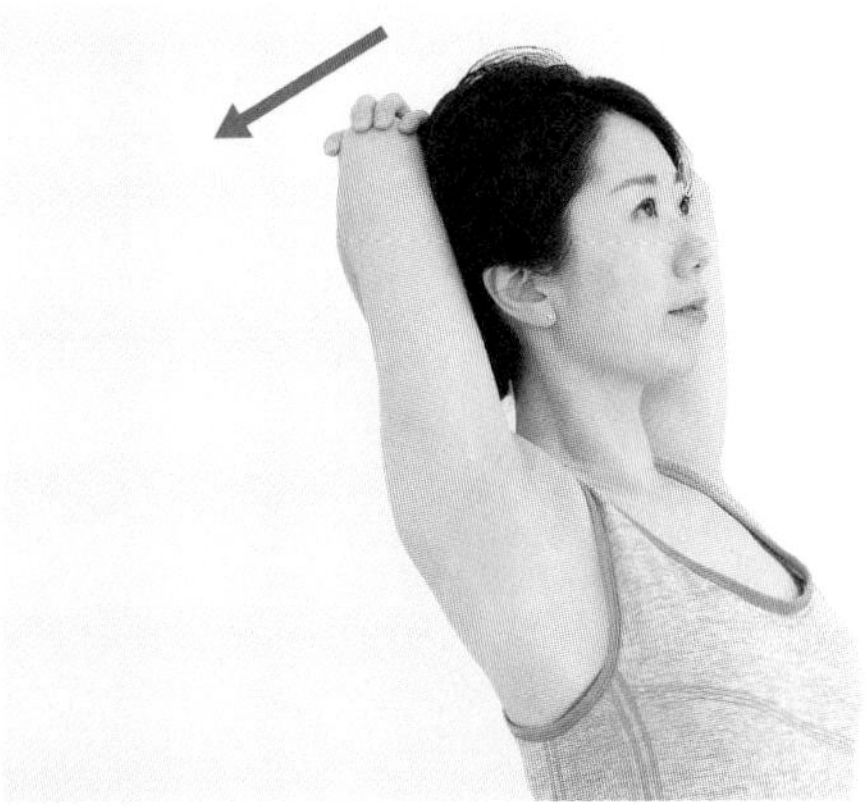

痛みやしびれを感じたらストップ。無理しすぎず、心地よい程度に伸ばしてください

Q

出産前後にストレッチをしてもいいの？

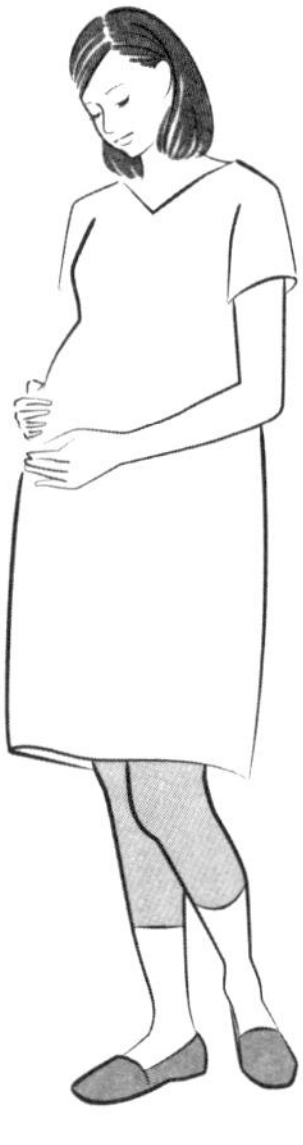

A

はい、この本で紹介しているストレッチに関しては、まったく問題ありません。むしろ積極的にストレッチをしてもらいたいです女性のカラダは、妊娠・出産によってめまぐるしく変化し、身体的な負担が日に日に大きくなっていきます。このとき、動きにくくなった関節や筋肉に働きかけるストレッチは大きな助けとなってくれます。もちろん、つらい体勢だと感じるストレッチは、出産後落ち着くまで控えるべき。お腹を圧迫したり、強い振動を与えないよう気をつけましょう。

骨や関節の位置・バランスがくずれていると、お腹が大きくなるにつれ、ただでさえ前に重みのかかるカラダがいっそう不安定になり、つわりが悪化したり、ひどい腰痛に見舞われたり、母子の健康を脅かすおそれも出てきます。特に赤ちゃんの〝ゆりかご〟となる骨盤にゆがみのある人は、少しでも早く取り除くほうがよいでしょう。

骨盤といえば、知っておいてほしいことが一つ。「出産すると骨盤が開く」という表現をよく見聞きしますよね。骨盤の前面中央には「恥骨結合」と呼ばれる靭帯があり、そこがゆるむのは事実です。しかし、赤ちゃんが産道を無事通過すれば再び元に戻る仕組みで、骨盤が大きく開いたままということは通常ありません。ですから大切なのは、出産の前後で左右に傾いたり、後ろに倒れすぎたり、ねじれを起こしたりしがちな骨盤を、正しくケアしていくことです。それを自分でできる方法が、この本で紹介しているストレッチ（66・70・82・94ページ）です。

妊娠～出産前後はホルモンバランスの変動が激しく、体調が変わりやすい時期ですから、調整機能を果たす自律神経の安定がとても重要です。そこで効果的なのが、自律神経の通り道である背骨のバランスを整えること。首や肩、腰の状態をチェックし、自分の背骨がどうなっているのか、また、どうすれば良くなるかを知り、自分に合ったストレッチを行えば、睡眠不足や食欲不振といった不調も未然に防げます。

また、出産前後だけでなく、ホルモンバランスがくずれやすい更年期にもストレッチはおすすめです。

Message

大切にしたい子どもの姿勢

知っていますか？「子どもロコモ」

ロコモティブシンドローム（運動器症候群）という言葉をご存じですか？　もともとは、加齢によって骨や関節、筋肉などが衰え、運動機能が低下した高齢者の健康状態を表すものですが、これと同じ現象が成長期の子どもにも起こっていることが近年わかってきました。

「子どもロコモ」と名付けられ、次の四つのチェックで大まかに判断できます。

❶5秒以上片足立ちができるか
❷両腕を真上に上げられるか
❸床にかかとをつけしゃがめるか
❹前屈をして床に指がつくか

カラダが柔らかく、バランス感覚も良い子どもなら簡単にクリアできるのでは？　と思われますが、埼玉県で一つもできなかった子ども（幼稚園児～中学生）が約4割にものぼったそうです（埼玉県学校運動器検診［平成22～25年］）。

でも、今の子どもを取り巻く環境を考えてみれば当然の結果。生まれたときからスマートフォンやタブレット端末が身近にあり、画面をタッチするだけで新しい刺激が次から次と目に飛び込んできます。わざわざ外で遊ぶ必要がないし、自由に遊べる場所自体少ない。そんななかで、昔と同

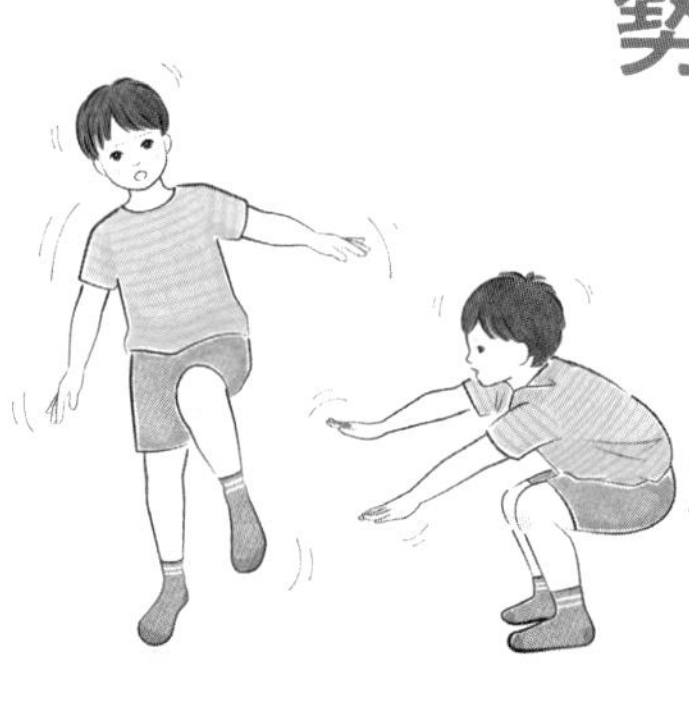

レベルの運動機能が養われるはずがありませんよね。

運動不足の子どもに見られる特徴の一つが、姿勢の悪さです。カラダの基礎が成長途上のうえ、骨格バランスが悪いと、大きい頭を支えきれず、姿勢をゆがめずにはいられない。その結果、若くして肩こり、腰痛、頭痛といった「未病」に苦しめられる子が後を絶ちません。私の院でもこれまで１００人以上の子どもたちを診てきました。

姿勢が悪い子どもの一部に、背骨が左右に弯曲したりねじれたりする「脊椎側弯症（側弯症）」を発症、もしくはその予備軍とされる子がいます。前屈の姿勢で、背中や腰の左右どちらかが盛り上がっていれば、側弯症の疑いアリです。医師が重症と診断した場合は、窮屈な矯正装具や、より深刻ならば背骨にボルトを埋め込む大手術をすすめられることに。それらの処置をすべて否定するつもりはありませんが、矯正具で固めてしまえば筋肉の衰えが進み、側弯症が悪化するケースもあります。側弯症が固定してしまうと、消化機能が低下し栄養吸収がうまくいかなくなり、さまざまな不調を引き起こすので、子どものうちにぜひ直したいところです。

子どもの側弯症は初期に気づけば、手技で治るケースが数多くあります。子どもの心身に大きな傷を残しかねない決断を下す前に、私たちのような子どもの骨格調整（小児カイロプラクティック）の専門家への相談も選択肢に入れてほしいと願っています。

最後に、未来を担う大切な子どもたちのため、周囲の大人に心がけてほしいことを。まず、外で思いっきり汗をかいて遊ぶ時間を子どもたちに与えてあげてください。「姿勢を良くしなさい」と10回言うよりも、1回の充実した遊び時間のほうが子どもの心とカラダに響きます。同時に、大人がカラダの構造の知識を身につけ、大切な子どもの姿勢にアンテナを張ること。子どもの「未病」のシグナルに、一緒にすばやく気づいていきませんか。

おわりに

あなたの人生を支え続けるのは、あなたのカラダ。そのカラダが出す異常のシグナルを「未病」という形でキャッチすることの大切さを知っていただきたい――そんな願いを込めて、不調の原因のチェック方法と、それを解消するさまざまなストレッチをお届けしてきました。

自分のカラダの痛みや違和感の正体が、少し見えてきましたか？「ああ、肩がこるのは、こんな姿勢をしてたからなんだ」などと気づいたあなたは、すでに一歩を踏み出しています。

「人生１００年時代」と言われる現代。平均寿命が延びたのは素晴らしいことですが、そのぶん、元気に生活できる「健康寿命」は早々に終え、長きにわたって痛みや不調に苦しむ人も増えています。特に高齢者の場合は骨格バランスが悪くなり、関節が動きづらい状態で転倒しやすく、それが骨折など大きなケガにつながり、寝たきりとなる大きな原因の一つになっています。

皆さんのまわりにあるもので、長く使い続ける大切なものは、必ずと言っていいほどメンテナンスをしているはずです。例えば、家や車、時計などがそれに当たるかもしれません。しかし、自分のカラダをメンテナンスすることを知らずにいる方が、あまりにも多いと思います。しかし調子をくずしたまま使うと劣化したり、壊れてしまうのは、モノもカラダも一緒。逆にメンテナンスをすればするほど、カラダも長く使えます。

例えば、プロのアスリート。過酷な練習や試合でカラダを痛める人がいる一方、とても長く活躍を続ける人もいますよね。彼らは例外なく、自分のカラダを貪欲に知ろうとし、劣化を食い止めています。そうした優れたアスリートは、「筋肉がうまく働かないのは、カラダのバランスが悪いから」といった私の説明に、すぐ理解を示します。そして彼らは、意欲的に自分のカラダのクセを知り、バランスを整えたうえでトレーニングを行うので、効果が上がるのも早い。反対にカラダのバランスが悪いまま過度なトレーニングを行うと、効果が上がるどころか、カラダを痛めてしまいます。

カラダを長持ちさせるためには、まずカラダを知ること、なのです。

アスリートでなくとも、カラダを長持ちさせることは、もちろん可能です。

患者さんの一人に、自動車工場で働く人がいました。「あちこち痛く、重だるい」と訴え、診せてもらうと、肩の高さが左右でまったく異なり、さらにきついねじれも見られます。そこで日々の仕事を詳しく聞くと、重い窓ガラスの取り付けを、上体をひねる無理な体勢で日に何十回も繰り返していることがわかりました。「これがカラダのゆがみを招いていたんだ！」と気づいた患者さんは、仕事の体勢を変更。すると、ほどなく症状は軽減していきました。

このように、不調をもたらす日々の姿勢そのものの修正は、劣化を防ぐ早道です。とはいえ、仕事によっては「そう簡単には変えられない！」という方も、きっと多いでしょう。

だからこそ、大切にしたいのが、日々のセルフメンテナンスです。

そのためには、まず、自分のカラダの現状をチェックすること。朝起きたとき、お風呂に入ったとき、寝る前などに全身を鏡に映して、紹介した方法でチェックしてください。そして、発見した問題点に効果的に働きかけるストレッチは、できるだけこまめに行いましょう！

日々続ければ、劣化のスピードは確実にゆるくなります。そしてS-BODYが取り戻せたら、パフォーマンスの質もぐっと上がっていきます。

最後に、きめ細かな助言をくださった医学博士・坂本忠弘先生、症例紹介を快く許しストレッチの開発に協力してくれた患者のみなさん、この本をプロデュースしてくださったマイナビ出版の岩井さん、アリカのみなさん、編集協力の岡田さん、S-BODY JAPANの仲間たち、ほかたくさんの方々の支えがなければ、この本は生まれませんでした。深く感謝申し上げます。

そして、自分のカラダに意識を向け、セルフメンテナンスを始めたあなたに、心からのエールを送りたいと思います。

一緒に、S-BODYを取り戻しましょう！

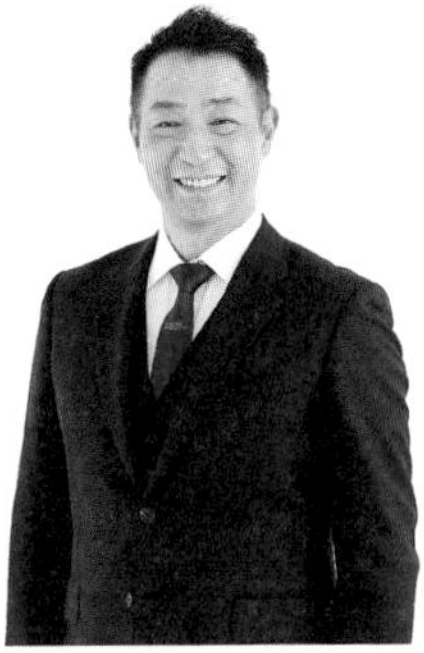

水野 安祥 みずの・やすよし

Profile

1972年京都市生まれ。年間1万人以上の施術実績を誇る「S-BODY JAPAN」を運営。株式会社M-STYLE代表取締役。一般社団法人日本S-BODY協会 理事。髪の病院株式会社ボディケア顧問。オーストラリア・公立マードック大学卒業、健康科学士。韓国・ハンソ大学大学院でカイロプラクティック理学修士号取得。

カラダのバランスを細かく分析したうえで、余計な負担をかけず効果的に、骨の関節機能を正常な働きができるように導き、美しいS字カーブを描くカラダをデザインする技術「S-BODY Method」を確立、国内外から高い評価を得ている。
現在は京都、東京、大阪、札幌、名古屋で定期的に、また海外でも施術活動を行い、ミュージカル劇団員やモデル、アスリート、医師・看護師など医療従事者の身体ケアも担当。大学・企業等での講演も精力的に行っている。

S-BODY JAPAN
京都本店

京都市中京区三条柳馬場
東入ル中之町19
ワタナベビル2F
TEL 075-253-0631
https://www.s-rokkaku.com/

S-BODY JAPAN
ASHIYA

兵庫県芦屋市
大原町4-12
ビューコート芦屋202
TEL 0797-35-0677

S-BODY JAPAN
AOYAMA

東京都港区南青山5-6-4
ハイトリオ南青山301
TEL 070-4158-5949

LINE公式アカウント
あなたに効く15秒ストレッチ

右のQRコードから、LINEで「あなたに効く15秒ストレッチ」を友だち追加すると、本書のフォローアップセミナーなどの情報が届きます。ぜひご登録ください。

セルフチェックで自分の治したいポイントがわかる

あなたに効く15秒ストレッチ

2020年5月31日　初版第1刷発行

著 者　水野安祥（S-BODY JAPAN）
監 修　坂本忠弘（医療法人弘和会 さかもと医院）
編 集　岩井浩之（株式会社マイナビ出版）
有限会社アリカ
（永野香、新家康規、坂本綾、伊藤祐樹、亀山美穂）
編集協力　岡田香絵
モデル　大杉香奈（S-BODY JAPAN）
イラスト　山田有紀
デザイン　株式会社フルーツドロップス
（髙橋真一郎、久保田万智）

発行者　滝口直樹
発行所　株式会社マイナビ出版
〒101-0003
東京都千代田区一ツ橋2-6-3 一ツ橋ビル2F
TEL　0480-38-6872（注文専用ダイヤル）
TEL　03-3556-2731（販売部）
TEL　03-3556-2735（編集部）
e-mail　pc-books@mynavi.jp
URL　https://book.mynavi.jp/

印刷・製本　株式会社大丸グラフィックス

©Yasuyoshi Mizuno
©Arika Inc.
©2020 Mynavi Publishing Corporation

ISBN 978-4-8399-7187-8
Printed in Japan

※定価はカバーに表示してあります。
※落丁本、乱丁本についてのお問い合わせは、TEL0480-38-6872（注文専用ダイヤル）か、
電子メール sas@mynavi.jp までお願いいたします。
※本書について質問等がございましたら、往復はがきまたは返信用切手、返信用封筒を同封のうえ、
（株）マイナビ出版編集第2部書籍編集1課までお送りください。お電話でのご質問は受け付けておりません。
※本書を無断で複写・複製（コピー）することは著作権法上の例外を除いて禁じられています。